essentials

Essentials liefern aktuelles Wissen in konzentrierter Form. Die Essenz dessen, worauf es als „State-of-the-Art" in der gegenwärtigen Fachdiskussion oder in der Praxis ankommt. *Essentials* informieren schnell, unkompliziert und verständlich

- als Einführung in ein aktuelles Thema aus Ihrem Fachgebiet
- als Einstieg in ein für Sie noch unbekanntes Themenfeld
- als Einblick, um zum Thema mitreden zu können

Die Bücher in elektronischer und gedruckter Form bringen das Fachwissen von Springerautor*innen kompakt zur Darstellung. Sie sind besonders für die Nutzung als eBook auf Tablet-PCs, eBook-Readern und Smartphones geeignet. *Essentials* sind Wissensbausteine aus den Wirtschafts-, Sozial- und Geisteswissenschaften, aus Technik und Naturwissenschaften sowie aus Medizin, Psychologie und Gesundheitsberufen. Von renommierten Autor*innen aller Springer-Verlagsmarken.

Andrea Lübken · Matthias Wiemer

KI-Diskriminierung begegnen

Inklusion und KI

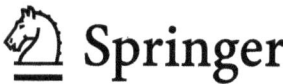 Springer

Andrea Lübken
Waldalgesheim, Deutschland

Matthias Wiemer
Waldalgesheim, Deutschland

ISSN 2197-6708   ISSN 2197-6716 (electronic)
essentials
ISBN 978-3-662-72361-6   ISBN 978-3-662-72362-3 (eBook)
https://doi.org/10.1007/978-3-662-72362-3

Die Deutsche Nationalbibliothek verzeichnet diese Publikation in der Deutschen Nationalbibliografie; detaillierte bibliografische Daten sind im Internet über https://portal.dnb.de abrufbar.

Springer ist ein Imprint der eingetragenen Gesellschaft Springer-Verlag GmbH, DE und ist ein Teil von Springer Nature.
Die Anschrift der Gesellschaft ist: Heidelberger Platz 3, 14197 Berlin, Germany

Künstliche Intelligenz beeinflusst zunehmend, wer teilhaben kann und wer ausgeschlossen wird. Diskriminierung durch digitale Systeme entsteht nicht nur durch fehlerhafte Daten oder technische Mängel, sondern durch tief verankerte Normen, Machtverhältnisse und blinde Flecken in Entwicklung und Anwendung. Dieses *Essential* macht sichtbar, wie algorithmische Verzerrungen wirken, warum bestimmte Gruppen systematisch übersehen werden und wie sich Verantwortung in komplexen Systemen verliert. Dargestellt wird, welche Prüfverfahren, Beteiligungsformate und Haltungsperspektiven erforderlich sind, damit Technik gerechter werden kann, wobei Inklusion als Leitidee einer menschenorientierten KI-Entwicklung hervorgehoben wird.

Was Sie in diesem *essential* finden können

- Eine differenzierte Analyse, wie Diskriminierung durch KI-Systeme entsteht, nicht allein durch technische Fehler, sondern auch durch strukturelle Ausschlüsse, blinde Flecken und unausgesprochene Normen.
- Ein tiefgehender Einblick in die Ursachen digitaler Ungleichbehandlung mit Blick auf Datenverzerrungen, Machtverhältnisse in Entwicklungsteams und fehlende Kontrollmechanismen.
- Eine verständliche Darstellung technischer Prüfverfahren wie Fairnessmetriken, Audits und Feedbacksysteme, verbunden mit der Frage, wo ihre Grenzen liegen.
- Konkrete Perspektiven für eine gerechte Technikgestaltung, die Verantwortung, Fehlerkultur und Vielfalt nicht als Zusatz versteht, sondern als grundlegende Voraussetzung.
- Eine Haltungsperspektive, die Inklusion als Korrektiv digitaler Systeme beschreibt und verdeutlicht, wie Teilhabe und Gerechtigkeit in allen Phasen technischer Entwicklung verankert werden können.

Interessenkonflikte Die Autor*innen haben keine für den Inhalt dieses Manuskripts relevanten Interessenkonflikte.

Inhaltsverzeichnis

1   Eine Annäherung an digitale Gerechtigkeit   1

2   Digitale Diskriminierung erkennen und verstehen   5
    2.1   Was algorithmische Verzerrung bedeutet   5
    2.2   Wie Diskriminierung in Daten, Modellen und
          Systemen entsteht.   7
    2.3   Warum Betroffene kaum sichtbar sind   9
    2.4   Wo Technik strukturelle Ungleichheit verschärft   12

3   Herausforderungen und Machtverhältnisse in der
    KI-Entwicklung.   15
    3.1   Unsichtbare Lücken in der Gestaltung.   15
    3.2   Unsichtbare Normen in Trainingsdaten und Tools   17
    3.3   Wenn Fairness keine Rolle spielt.   19
    3.4   Fehlende Kontrolle, fehlende Rechenschaft   21

4   Konzepte für gerechte KI mit Werkzeugen, Verfahren und
    Perspektiven.   25
    4.1   Fairnessmetriken und technische Prüfverfahren   25
    4.2   Partizipation und inklusive Entwicklungsteams   27
    4.3   Audits, Begleitgremien und Feedbackmechanismen.   28
    4.4   Vielfalt als Grundlage gerechter Systemgestaltung.   30

5   Inklusion als Haltung für die Veränderung technischer Systeme . . .   33
    5.1   Warum Fehlerkultur ein Schlüssel zur Gerechtigkeit ist   33
    5.2   Gestaltung beginnt mit Verantwortung   35
    5.3   Perspektiven für eine faire, inklusive KI-Entwicklung   36

Was Sie aus diesem *essential* mitnehmen können 39

Glossar 41

Weiterführende Literatur. 45

Über die Autoren

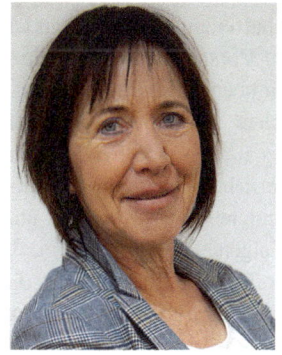

Andrea Lübken hat über 25 Jahre Erfahrung im Gesundheits- und Sozialwesen und ist eine anerkannte Expertin in der Fort- und Weiterbildung von Fachkräften. Sie plant und organisiert Schulungen in den Bereichen Gesundheit und Soziales, die sowohl Teilnehmende mit als auch ohne Seh- oder Hörbeeinträchtigung adressieren. Dabei verbindet sie wirtschaftliches Denken mit praxisnaher Wissensvermittlung.

Als Senior-Lehrtherapeutin leitet Andrea Lübken ein Kurszentrum für die Bobath-Therapie im Bereich der Kindertherapie. Ihre umfangreiche Erfahrung in Neurologie und Pädiatrie fließt in ihre Arbeit ein, insbesondere in der Anwendung und Weiterentwicklung des Bobath-Konzepts. Zusätzlich hat sie eine moderne Kinderpraxis aufgebaut, in der innovative Therapiekonzepte umgesetzt werden.

Ihre akademische Laufbahn umfasst ein Bachelorstudium in Pädagogik und einen Masterabschluss im Gesundheitsmanagement. Seit über 14 Jahren ist sie als Dozentin tätig und vermittelt nicht nur fachliches Know-how, sondern auch ihre Begeisterung für die Arbeit mit Menschen.

Angesichts neuer Technologien wie der KI und der Unterstützten Kommunikation (UK) sieht

Andrea Lübken große Chancen für Menschen mit Behinderung. Sie ist überzeugt, dass moderne Hilfsmittelversorgung und innovative Diagnostik das Bildungs- und Gesundheitswesen nachhaltig verändern können.

Mit ihrer einzigartigen Kombination aus Erfahrung, fundiertem Fachwissen und Offenheit für technologische Entwicklungen hebt Andrea Lübken die Qualität von Therapie und Weiterbildung auf ein neues Niveau.

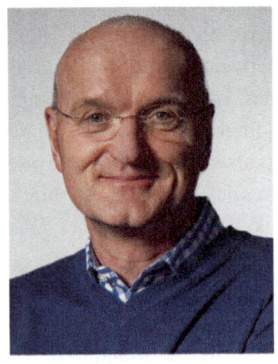

Dr. Matthias Wiemer hat einen beeindruckenden Weg vom Ingenieur zum Vorstand einer Aktiengesellschaft durchlaufen. In über 30 Jahren Führungsarbeit in mittelständischen Industrieunternehmen und Konzernen konnte er umfassende Erfahrungen in verschiedenen Unternehmensstrukturen sammeln. Dabei hat er zahlreiche Erfolge gefeiert und wertvolle Lektionen aus eigenen Fehlern gelernt.

Im Mittelpunkt seiner Tätigkeit standen stets die Menschen und der gesunde Menschenverstand, was ihn dazu bewegte, sich intensiv mit den Methoden der hypno-systemischen Beratung und des Coachings auseinanderzusetzen. Heute unterstützt Dr. Wiemer Unternehmen bei strategischen Fragen und begleitet Menschen auf ihrem persönlichen und beruflichen Weg.

Mit dem Aufkommen von KI und neuen Technologien wie dem Internet der Dinge (IoT) steht unsere Arbeitswelt vor tiefgreifenden Veränderungen. Dr. Wiemer hilft Unternehmen, diese Transformation technologisch und kulturell zu gestalten, indem er auf lösungsorientiertes Handeln und echten Dialog setzt. Neue Arbeitskulturen, Kommunikationsformen und Führungsstile sind entscheidend, um die Potenziale dieser Technologien erfolgreich zu nutzen und gleichzeitig die Menschen mitzunehmen.

Eine Annäherung an digitale Gerechtigkeit

Technik wird oft als neutrale Instanz verstanden, als Werkzeug, das unabhängig vom Menschen funktioniert, objektive Ergebnisse hervorbringt und frei von Vorurteilen agiert. Besonders im Bereich der Künstlichen Intelligenz ist diese Vorstellung weit verbreitet. Algorithmen gelten als verlässlicher, konsistenter und gerechter als menschliche Entscheidungen. Doch dieser Glaube ist trügerisch. Denn digitale Systeme, selbst wenn sie mathematisch korrekt arbeiten, entstehen nicht im luftleeren Raum. Sie werden von Menschen entwickelt, mit Daten gefüttert, nach bestimmten Zielen optimiert und damit unweigerlich mit gesellschaftlichen Annahmen, Werten und Machtstrukturen aufgeladen. Genau diese Verflechtungen machen sie anfällig für Verzerrungen, Ungleichbehandlung und systemische Ausgrenzungen.

Diskriminierung durch Technik ist daher kein seltenes Phänomen, sondern Ausdruck gesellschaftlicher Ungleichheiten. Diese Strukturen werden durch digitale Systeme nicht automatisch abgebaut, sondern häufig reproduziert oder sogar verschärft. Wenn eine Künstliche Intelligenz auf unvollständigen oder einseitigen Datensätzen trainiert wird, wenn sie normative Standards über Menschen legt oder wenn die Vielfalt in den Entwicklungsteams fehlt, entstehen Systeme, die benachteiligen, ausschließen oder fehlerhafte Bewertungen treffen. Solche Wirkungen entstehen meist ohne bewusste Absicht, entfalten aber erhebliche Folgen. Gerade in Anwendungsfeldern wie Bildung, Arbeitsvermittlung, Mobilität oder Gesundheitsversorgung sind die Konsequenzen gravierend, da es um Lebenschancen, soziale Teilhabe, Autonomie und Vertrauen geht.

Inklusion umfasst in diesem Zusammenhang weit mehr als die enge Definition von Barrierefreiheit. Sie bedeutet, dass technische Systeme so konzipiert werden, dass sie für alle zugänglich und nutzbar sind, unabhängig von individuellen Voraussetzungen oder gesellschaftlicher Stellung. Inklusion verlangt zugleich,

© Der/die Autor(en), exklusiv lizenziert an Springer-Verlag GmbH, DE, ein Teil von Springer Nature 2026
A. Lübken und M. Wiemer, *KI-Diskriminierung begegnen*, essentials,
https://doi.org/10.1007/978-3-662-72362-3_1

dass Technik niemanden übergeht, Unterschiede nicht verwischt, sondern anerkennt, und keine Vorannahmen über Menschen trifft, die Ausschlüsse legitimie-
ren könnten. „Inklusive Gestaltung erfordert, digitale Systeme nicht nur für Menschen zu entwickeln, sondern gemeinsam mit ihnen, insbesondere mit jenen, die
bisher nicht berücksichtigt wurden".

Ein Blick in das Gesundheitswesen macht sichtbar, wie stark solche Ausschlüsse den Alltag prägen. In einer bundesweiten Befragung der ikk classic im
Jahr 2024 berichteten Menschen mit Behinderung deutlich häufiger als andere
von Hindernissen bei der Nutzung medizinischer Leistungen, digitaler Kommunikation und verschiedener Gesundheitsportale. Digitale Angebote wie Video-
sprechstunden, elektronische Rezepte oder Online-Terminvergaben sind zwar
verfügbar, werden aber aufgrund fehlender Barrierefreiheit oder mangelnder
Unterstützung kaum in Anspruch genommen. Diese Diskrepanz zwischen technischer Innovation und tatsächlicher Nutzung verdeutlicht, dass digitale Systeme
bestehende Ungleichheiten nicht automatisch ausgleichen. Sie können vielmehr
neue Barrieren errichten oder bestehende verfestigen, wenn sie ohne inklusive
Perspektive entworfen werden. Besonders im Bereich der gesundheitlichen Ver-
sorgung, einem Kernbereich gesellschaftlicher Teilhabe, wirkt sich dies unmittelbar auf Lebensqualität, Autonomie und Vertrauen in Institutionen aus.

Die Frage, ob Technik diskriminiert, ist deshalb nicht allein technischer Natur,
sondern eine zutiefst gesellschaftliche. Sie betrifft die Perspektiven, die in Entwicklungsprozesse einfließen, die Gruppen, die in Daten repräsentiert sind, die
Entscheidungstragenden, die über Gestaltungswege bestimmen, und die Verantwortung, die daraus erwächst. Diskriminierung durch Technik bleibt oft unsichtbar, weil sie nicht auf ein individuelles Verhalten zurückgeht, sondern aus
Strukturen entsteht, aus Standards, Routinen, Voreinstellungen und kulturellen
Codes. Diese Form von Ungleichheit ist schwer greifbar, aber nicht weniger
wirksam.

Digitale Gerechtigkeit bedeutet daher, Systeme so zu gestalten, dass sie Teilhabe ermöglichen. Das setzt voraus, dass Technik nicht als autonomer Akteur
betrachtet wird, sondern als Teil gesellschaftlicher Gefüge. Nur wenn anerkannt
wird, dass digitale Systeme eingebettet sind in soziale Zusammenhänge, können
sie auch verantwortlich gestaltet werden. Technik ist niemals bloß ein Werkzeug. Sie strukturiert Wahrnehmung, steuert Abläufe, verteilt Chancen und wird
dadurch zu einer machtvollen Instanz. Gerade deshalb braucht es eine kritische
Reflexion darüber, wie sie gestaltet wird und welche Folgen diese Gestaltung hat.

Dieses *Essential* widmet sich dieser Perspektive. Es fragt nicht, wie Systeme
effizienter oder präziser arbeiten können, sondern wie sie gerechter und inklusiver
konzipiert werden müssen. Es zeigt auf, dass Diskriminierung durch Technik

nicht aus bewusster Benachteiligung entsteht, sondern aus struktureller Blindheit. Es benennt Wege, wie Systeme so gestaltet werden, dass sie Gerechtigkeit fördern statt sie zu behindern. Im Mittelpunkt steht nicht die technische Optimierung und auch nicht die juristische Detailregelung, sondern das zugrunde liegende Menschenbild. Technik, die Menschen ausschließt, ist nicht neutral, sondern falsch ausgerichtet.

Der Begriff der Fairness erhält in diesem Zusammenhang eine klare Funktion. Fairness ist Maßstab für inklusive Gestaltung, Grundlage für überprüfbare Standards und Ausgangspunkt kritischer Selbstkontrolle. Sie liegt nicht vor, wenn lediglich keine Beschwerden eingehen, sondern wenn Systeme systematisch daraufhin geprüft werden, ob sie marginalisierte Gruppen übersehen, Zugangshürden erzeugen oder normative Verzerrungen enthalten. Fairness ist gegeben, wenn Prüfungen nicht nur als technischer Prozess verstanden werden, sondern als sozialer Aushandlungsprozess, in dem unterschiedliche Perspektiven einbezogen werden.

Diskriminierung durch Technik ist damit nicht nur eine Frage der Wirkung, sondern auch der Verantwortung. Wer Künstliche Intelligenz entwickelt, betreibt oder einsetzt, trägt Verantwortung für ihre gesellschaftliche Wirkung, selbst wenn diese schwer messbar bleibt. Eine inklusive Haltung bedeutet, Verantwortung nicht zu delegieren, sondern aktiv wahrzunehmen. Dazu gehört, Fehler zuzulassen, Rückmeldungen ernst zu nehmen und Systeme kontinuierlich weiterzuentwickeln.

Die Lesenden dieses *Essentials* sollen befähigt werden, Diskriminierung durch Technik zu erkennen, einzuordnen und sich an ihrer Überwindung zu beteiligen. Der Band zeigt Mechanismen auf, benennt Bedingungen und gibt Impulse zur Reflexion. Er versteht sich nicht als Handlungsanleitung, sondern als Orientierungshilfe im Spannungsfeld zwischen technischer Machbarkeit und sozialer Gerechtigkeit. Gerechte Technik entsteht nicht durch bessere Algorithmen allein, sondern durch bessere Fragen, kritischere Perspektiven und den Willen, Vielfalt nicht nur zu akzeptieren, sondern als Grundlage jeder Entwicklung zu verstehen.

Intelligente Inklusion bedeutet in diesem Sinne, Technik so zu gestalten, dass sie zugänglich wird, statt auszuschließen. Sie fordert dazu auf, Perspektiven von den Rändern her mitzudenken, nicht nur von einer angenommenen Mitte. Und sie macht deutlich, dass Diskriminierung kein Ausnahmefall ist, sondern ein systemisches Risiko, dem aktiv begegnet werden muss. Dieses *Essential* lädt dazu ein, diesen Weg mitzugehen, analytisch und gestalterisch, mit einem klaren Blick darauf, was Technik für Teilhabe leisten kann und was sie verhindert, wenn sie nicht hinterfragt wird.

Digitale Diskriminierung erkennen und verstehen

2

2.1 Was algorithmische Verzerrung bedeutet

Algorithmische Verzerrung ist ein Phänomen der digitalen Gesellschaft. Sie entsteht nicht zufällig, sondern bildet sich systematisch an der Schnittstelle von Daten, Modelllogik und gesellschaftlichen Vorannahmen. Während in der öffentlichen Wahrnehmung Bias häufig als individuelles Vorurteil verstanden wird, unterscheidet sich algorithmischer Bias grundlegend davon. Er ist nicht an einzelne Personen gebunden, sondern in der Struktur der Systeme selbst angelegt. Verzerrungen entstehen durch Auswahlprozesse, durch die Beschaffenheit von Datensätzen, durch Optimierungsziele oder durch Kriterien, die in die Entscheidungsmuster der Systeme eingeschrieben sind.

Der Ursprung solcher Verzerrungen liegt meist bereits in der Datenerhebung. Künstliche Intelligenz arbeitet überwiegend mit Trainingsdaten, die aus bestehenden Prozessen stammen, etwa aus Bewerbungsverfahren, Kreditvergaben, polizeilichen Statistiken oder Nutzerinteraktionen im Internet. Diese Daten bilden jedoch keine neutrale Realität ab, sondern spiegeln gesellschaftliche Routinen, Normen und Machtverhältnisse wider. Wenn Menschen mit Behinderungen in diesen Daten kaum oder nur in verzerrter Weise repräsentiert sind, können ihre Perspektiven von den Systemen nicht adäquat erfasst werden.

Auch die Festlegung, welche Merkmale in einem Modell als relevant gelten, trägt erheblich zu Verzerrungen bei. Entwicklungsteams entscheiden häufig anhand statistischer Korrelationen, welche Eingabewerte in den Berechnungen berücksichtigt werden. Was als wichtig erscheint, ist jedoch nicht neutral, sondern hängt von institutionellen Rahmenbedingungen, von kulturellen Erwartungen und von technischen Grenzen ab. Ein KI-gestütztes Diagnosesystem kann beispielsweise die Krankengeschichte oder die Sprachmuster einer Person anders be-

A. Lübken und M. Wiemer, *KI-Diskriminierung begegnen,* essentials, https://doi.org/10.1007/978-3-662-72362-3_2

werten, sobald diese von einer normierten Erwartung abweichen, ohne dass dies technisch als Problem erkannt wird.

Algorithmische Verzerrungen zeigen sich in einer Vielzahl von Formen. Sprachmodelle in der Textverarbeitung verstärken mitunter stereotype Rollenbilder oder lassen marginalisierte Gruppen unsichtbar werden. Bildanalysesysteme erkennen Gesichter bestimmter Hautfarben schlechter, wenn ihre Trainingsdaten unausgewogen sind. Systeme der Spracherkennung ignorieren oft Dialekte, Akzente oder alternative Kommunikationsformen, was zu Ausschlüssen im Alltag, in Bildungskontexten oder in der Arbeitswelt führen kann. Auch automatisierte Bewertungssysteme, wie sie bei der Vorauswahl von Bewerbungen eingesetzt werden, benachteiligen Personen, deren Lebensläufe nicht der linearen Standardbiografie entsprechen.

All diese Mechanismen beruhen nicht auf individueller Absicht, sondern auf kollektiven Blindstellen. Entscheidend ist der Unterschied zwischen individueller Benachteiligung und systemischer Diskriminierung. Während individuelle Diskriminierung aus konkretem Verhalten resultiert, ist systemische Diskriminierung in die Struktur der Systeme selbst eingeschrieben. Sie wirkt dauerhaft, reproduziert sich selbst und bleibt für jene, die nicht betroffen sind, häufig unsichtbar.

Viele algorithmische Systeme sind so ausgelegt, dass sie auf statistischen Mehrheiten beruhen. Sie sollen Muster erkennen, die in großen Datenmengen häufig auftreten. Alles, was selten vorkommt oder deutlich von einer Norm abweicht, wird dagegen entweder nicht erkannt oder als fehlerhaft eingestuft. Menschen mit Behinderungen, mit mehrfachen Diskriminierungserfahrungen oder mit untypischen Kommunikationsformen werden dadurch oft nicht korrekt eingeordnet oder sogar gänzlich übersehen.

Hinzu kommt, dass zahlreiche Systeme kaum daraufhin geprüft werden, wie sie auf unterschiedliche Nutzergruppen wirken. Häufig fehlen Testverfahren, die gezielt nach diskriminierenden Effekten suchen. Ebenso mangelt es an Bewusstsein dafür, dass Technik nicht lediglich Realität abbildet, sondern soziale Wirklichkeit aktiv erzeugt. Wenn ein System nur bestimmte Ausdrucksweisen versteht, bestimmte Lebenswege als plausibel anerkennt oder bestimmte Körperformen als normgerecht interpretiert, dann konstituiert es eine Wirklichkeit, in der andere systematisch ausgeschlossen bleiben.

Besonders bedeutsam ist in diesem Zusammenhang die Rolle unsichtbarer Normen. In der Regel operieren die Systeme mit impliziten Standards, etwa in Bezug auf Sprache, zeitliche Abläufe, Bedienlogik oder Anforderungen an Selbstständigkeit. Diese Standards wirken wie unsichtbare Filter, die bestimmen, wer als „normal" gilt. Menschen werden anhand dieser Vorgaben bewertet, ohne dass diese Filter transparent gemacht würden. Das Ergebnis sind technische Lösungen, die einzelnen Gruppen strukturell nicht gerecht werden, obwohl sie nach außen hin als neutral erscheinen.

Die hier beschriebene Form der Verzerrung ist damit nicht allein ein technisches Problem, sondern in erster Linie ein Problem der Perspektive. Wer Systeme entwickelt, trifft Entscheidungen darüber, was gezählt wird, was sichtbar gemacht wird und was unbeachtet bleibt. Wenn diese Entscheidungen nicht diversitätsbewusst und inklusionssensibel getroffen werden, entstehen zwangsläufig systematische Fehler in der Repräsentation.

Inklusion erfordert daher ein kritisches Verständnis davon, wie Technik Wirklichkeit formt. Es reicht nicht aus, auf gute Absichten oder auf technische Korrektheit zu vertrauen. Notwendig ist vielmehr die bewusste Aufmerksamkeit für das, was nicht da ist: Für Daten, die nicht erhoben werden, für Stimmen, die ungehört bleiben, und für Lebensrealitäten, die unsichtbar bleiben. Nur wenn diese Lücken erkannt, thematisiert und bearbeitet werden, lässt sich Diskriminierung durch Technik verhindern oder zumindest verringern.

Das Verständnis algorithmischer Verzerrung ist der erste Schritt, um diskriminierende Wirkungen zu erkennen und angemessen einzuordnen. Deutlich wird dabei, dass Technik niemals auf reine Funktionalität reduziert werden darf. Sie entfaltet Wirkungen, die gestaltbar sind und bewusst verantwortet werden müssen. Im nächsten Abschnitt wird daher genauer untersucht, wie Diskriminierung in Daten, Modellen und Systemarchitekturen konkret entsteht und sich verfestigt.

2.2 Wie Diskriminierung in Daten, Modellen und Systemen entsteht

Diskriminierung in digitalen Systemen entsteht nicht durch einzelne technische Fehlfunktionen, sondern durch ein komplexes Zusammenspiel unterschiedlicher struktureller Ebenen. Diese reichen von der Erhebung der Daten über die Architektur der Modelle bis hin zu den Schnittstellen, an denen Menschen mit dem System interagieren. Um diese Mechanismen nachvollziehen zu können, ist es notwendig, die einzelnen Elemente im Detail zu betrachten und ihre Wechselwirkungen sichtbar zu machen.

Am Anfang steht stets der Datenbestand. Jedes KI-System lernt aus vorhandenen Daten, die jedoch nicht objektiv sind, sondern die Kontexte widerspiegeln, in denen sie erhoben und verarbeitet wurden. Sind bestimmte Gruppen in diesen Daten unterrepräsentiert oder werden sie in stereotypen Mustern dargestellt, übernimmt das System diese Verzerrungen. Menschen mit Behinderungen, mit komplexen Biografien, mit geringer digitaler Sichtbarkeit oder aus sprachlich unterrepräsentierten Gruppen werden dadurch oft nicht angemessen abgebildet. Das Ergebnis ist, dass sie von den Systemen nicht erkannt, nicht korrekt bewertet oder falsch eingeordnet werden.

Die Fehlgewichtung setzt sich in der Modellarchitektur fort. Viele Systeme arbeiten mit Zielgrößen, die sich an Durchschnittswerten oder an Erfolgsdefinitionen orientieren, die der Mehrheit entsprechen. Abweichungen werden als Ausreißer, Fehler oder irrelevante Information eingestuft. Wenn eine algorithmisches Verfahren Bewerbungsunterlagen automatisch sortiert, bevorzugt es häufig jene, die etablierten Mustern entsprechen. Lebensläufe mit Unterbrechungen, alternativen Qualifikationen oder nicht linearen Bildungswegen werden tendenziell schlechter bewertet, nicht aufgrund fehlender Qualifikationen, sondern weil sie vom statistischen Standard abweichen.

Auch in der Modelllogik selbst liegen Risiken. Viele Algorithmen treffen Entscheidungen auf Basis von Korrelationen, nicht auf Basis von Kausalitäten. Wenn ein Merkmal mit einem bestimmten Ergebnis statistisch zusammenhängt, etwa eine Postleitzahl mit einem Kreditausfall, kann dieses Merkmal zur Entscheidungsgrundlage werden, auch wenn keinerlei sachlicher Zusammenhang existiert. Solche Mechanismen reproduzieren gesellschaftliche Ungleichheiten, selbst wenn sie technisch korrekt umgesetzt sind. Gerade deshalb ist der Blick auf die Modelllogik entscheidend: Was mathematisch möglich ist, kann sozial hoch problematisch sein.

Ein weiteres Hindernis liegt in der mangelnden Sichtbarkeit von Ausschlussmechanismen. Viele technische Lösungen sind so komplex oder so intransparent, dass kaum nachzuvollziehen ist, wie ein Ergebnis zustande kommt. Für Betroffene ist es nahezu unmöglich, eine Diskriminierung nachzuweisen oder anzufechten. Wenn eine digitale Prozessstruktur eine Bewerbung aussortiert, ein Gutachten erstellt oder eine Bewertung vergibt, geschieht dies oft ohne jede Erklärung, obwohl die Folgen für die Betroffenen gravierend sein können. In solchen Fällen schützt die Intransparenz das System, nicht die Menschen.

In zahlreichen Entwicklungsprozessen fehlt zudem die Perspektive der Betroffenen. Modelle werden häufig von Teams entwickelt, die zwar über technisches Fachwissen verfügen, aber keine Verbindung zu den Lebenswelten jener Menschen haben, die später damit arbeiten müssen. Ohne diese Vielfalt an Sichtweisen werden Bedarfe übersehen, Ausschlüsse nicht reflektiert und die Wirkungen der Systeme nicht hinreichend verstanden. Diversität in Entwicklungsteams ist daher kein ethisches Zusatzargument, sondern eine Grundvoraussetzung für faire und nutzbare Systeme.

Benachteiligungen entstehen auch dort, wo KI in bestehende Abläufe integriert wird. Systeme übernehmen oft konkludent die Logiken dieser Prozesse. Wird in Schulen eine KI eingesetzt, um Lernstände zu analysieren, verstärkt sie häufig bestehende Leistungsnormen, anstatt alternative Lernwege sichtbar zu machen. Wird sie in Verwaltungen als Entscheidungshilfe genutzt, verfestigt sie bestehende Kriterien, anstatt neue Spielräume zu eröffnen. Technik reproduziert damit nicht nur vorhandene Strukturen, sie stabilisiert sie, auch wenn sie aus inklusiver Perspektive problematisch sind.

Eine besonders kritische Rolle spielt die Schnittstelle zwischen System und Mensch. Menschen, die mit digitalen Infrastrukturen interagieren, müssen sie verstehen, bedienen und interpretieren können. Viele dieser technischen Lösungen sind jedoch nicht für Vielfalt ausgelegt. Sie setzen bestimmte Sprachkompetenzen, kognitive Fähigkeiten oder technische Routinen voraus. Wer davon abweicht, wird nicht absichtlich ausgeschlossen, kann sie aber nicht nutzen oder verstehen. Dieser Ausschluss ist subtil, aber wirkungsvoll.

Insgesamt zeigt sich, dass Diskriminierung nicht auf einzelne Faktoren zurückzuführen ist, sondern aus ihrem Zusammenwirken entsteht. Datenlücken, problematische Modelllogiken, normative Zielgrößen, fehlende Diversität in Entwicklungsteams, intransparente Entscheidungen und nicht-barrierefreie Schnittstellen greifen ineinander. Gemeinsam bilden sie ein Geflecht von Ausgrenzungsmechanismen, das schwer zu durchdringen ist und dessen Folgen umso nachhaltiger wirken.

Aus diesem Grund braucht es eine systematische Aufmerksamkeit für diese Mechanismen. Diskriminierung ist ein strukturelles Risiko digitaler Systeme. Sie entsteht überall dort, wo Vielfalt nicht berücksichtigt, Normalität nicht hinterfragt und Gestaltung nicht als Verantwortung verstanden wird. Wer gerechte Anwendungen entwickeln will, muss sich mit diesen Grundlagen auseinandersetzen. Der folgende Abschnitt zeigt, warum Betroffene in diesen Prozessen oft unsichtbar bleiben und welche Folgen das für eine inklusive Technikgestaltung hat.

2.3 Warum Betroffene kaum sichtbar sind

Die Frage nach Sichtbarkeit ist wichtig für jede Auseinandersetzung mit Diskriminierung, auch im Kontext technischer Systeme. Wer in digitalen Daten nicht vorkommt, wird in automatisierten Entscheidungen nicht berücksichtigt. Wer nicht berücksichtigt wird, bleibt ausgeschlossen. Diese einfache Kette beschreibt ein komplexes Problem: Die systematische Unsichtbarkeit bestimmter Gruppen in der Datenwelt ist Ausdruck bestehender Ungleichverhältnisse, die in digitale Systeme eingeschrieben werden.

Unsichtbarkeit entsteht, wie bereits beschrieben, nicht allein durch Abwesenheit in Zahlen. Sie zeigt sich auch in fehlender Repräsentation in Narrativen, in normativen Standards, die bestimmte Lebensrealitäten als Abweichung definieren, und in Modellen, die Vielfalt nicht mitdenken. Wenn Menschen mit Behinderungen, queere Personen, Menschen mit Mehrfachdiskriminierungen oder Angehörige sprachlicher Minderheiten in den Trainingsdaten nicht repräsentiert sind, lernen KI-Systeme, dass diese Gruppen irrelevant seien. Dies geschieht nicht aufgrund bewusster Absicht, sondern weil die Datenwelt diesen Eindruck vermittelt.

Oft beginnt Unsichtbarkeit bereits bei der Erhebung von Daten. In vielen gesellschaftlichen Bereichen existieren keine differenzierten Informationen zu Behinderung, sozialer Herkunft, Geschlecht, Sprache oder intersektionalen Lebenslagen. Diese Merkmale werden aus Datenschutzgründen oder aus politischer Vorsicht in der Regel nicht erfasst. Wenn sie doch erhoben werden, erfolgt dies vielfach in Kategorien, die keine realitätsnahe Differenzierung erlauben. Das Ergebnis ist, dass bestimmte Gruppen gar nicht in die Trainingsprozesse eingehen, weil sie in den Datensätzen schlicht nicht existieren.

Selbst dort, wo Daten vorhanden sind, ist ihre Qualität oft eingeschränkt. Viele Informationen stammen aus institutionellen Kontexten, in denen Diskriminierung bereits wirksam ist. Polizeistatistiken, schulische Leistungsdaten oder Gesundheitsdokumentationen enthalten Verzerrungen, die bestehende Ungleichbehandlungen widerspiegeln. Wenn diese Daten zur Grundlage automatisierter Systeme werden, übernimmt das System nicht nur die Diskriminierung, sondern objektiviert sie. Was zuvor kritisch hinterfragt werden konnte, erscheint nun als scheinbar unbestreitbare, datenbasierte Realität.

Ein weiterer Aspekt ist die begrenzte Perspektive vieler Entwicklungsteams. In homogenen Teams fehlt häufig das Bewusstsein dafür, welche Gruppen systematisch übersehen werden. Die Frage, wer nicht vorkommt, wird dann gar nicht gestellt, weil sie im eigenen Erfahrungshorizont keine Rolle spielt. Standardannahmen beruhen in diesen Fällen auf privilegierten Sichtweisen: Etwa, dass alle Nutzenden über eine stabile Internetverbindung verfügen, dass sie eine bestimmte Sprachkompetenz besitzen oder dass sie lineare Informationsverarbeitung gewohnt sind. Für Menschen, die davon abweichen, verwandeln sich solche Systeme in Barrieren.

Sichtbarkeit ist zudem eine Frage der Deutungshoheit. Selbst wenn sogenannte Randgruppen in Daten vorkommen, stellt sich die Frage, wie sie dargestellt und bewertet werden. Werden ihre Perspektiven als Abweichung markiert oder als Ausdruck legitimer Vielfalt anerkannt? Werden ihre Erfahrungen aktiv in die Modellentwicklung einbezogen oder nur als Ausnahmefälle behandelt, die das System im Idealfall ignorieren kann? Diese Fragen entscheiden darüber, ob digitale Systeme Teilhabe ermöglichen oder Ausschlüsse stabilisieren.

Deutlich wird das Problem auch in automatisierten Bewertungssystemen. Wenn ein Algorithmus Bewerbungen vorsortiert, Gesundheitsscores berechnet oder Kreditwürdigkeit einschätzt, arbeitet er auf Basis statistischer Vergleichswerte. Wer nicht in diesen Vergleichsgruppen enthalten ist, fällt aus dem Raster. Wer mit seiner Lebensrealität nicht der Norm entspricht, wird als Risikofaktor klassifiziert. Betroffen sind insbesondere Menschen mit nicht-linearen Bildungswegen, mit intersektionalen Identitäten oder mit Kommunikationsformen, die von standardisierten Mustern abweichen.

Auch in der Interaktion mit digitalen Plattformen zeigt sich Unsichtbarkeit als strukturelle Auslassung. Viele Chatbots, Sprachassistenten oder digitale Formulare reagieren nicht angemessen auf alternative Ausdrucksformen, auf untypische Anliegen oder auf Kommunikationsweisen jenseits der Standardlogik. Wer anders fragt, wird nicht verstanden. Wer andere Begriffe nutzt, erhält keine passende Antwort. Wer eine abweichende Denkweise verfolgt, bleibt unbeantwortet. Systeme, die auf Normnutzung ausgelegt sind, schließen Menschen aus, die von dieser Norm abweichen, und verdecken diese Ausgrenzung.

Besonders problematisch ist, dass sich Unsichtbarkeit selbst verstärkt. Wer von technischen Systemen nicht erkannt wird, hat auch keine Möglichkeit, sich einzubringen oder Veränderungen einzufordern. Fehlende Repräsentation führt zu fehlender Korrektur, fehlende Korrektur zu verfestigter Ausgrenzung. Damit entsteht ein Kreislauf der Ungleichheit zementiert.

Für inklusive Technikgestaltung ist es deshalb notwendig, gezielt nach Unsichtbarkeiten zu suchen. Es genügt nicht, vorhandene Nutzergruppen zu analysieren oder die Leistungsfähigkeit eines Systems an statistischen Mittelwerten zu messen. Entscheidend ist die Frage: Wer fehlt? Wer ist nicht gemeint? Wer wurde nicht gefragt? Und welche Konsequenzen ergeben sich daraus für die Wirksamkeit, die Gerechtigkeit und die Nutzbarkeit der Technologie?

Unsichtbarkeit lässt sich nicht vollständig vermeiden, doch sie kann transparent gemacht werden. Erforderlich sind Instrumente zur Selbstreflexion, systematisch vielfältige Perspektiven in der Entwicklung und die Bereitschaft, bestehende Systeme immer wieder daraufhin zu überprüfen. Nur so kann Technik Teilhabe nicht nur für Mehrheiten, sondern für alle ermöglichen.

Der folgende Abschnitt verdeutlicht, wie technische Lösungen bestehende Ungleichheiten nicht nur übernehmen, sondern diese in ihrer Wirkung verstärken können. Damit wird klar, dass gerechte Technikgestaltung eine aktive Aufgabe darstellt, die sowohl in der Entwicklung als auch in der Anwendung und in der kontinuierlichen Weiterentwicklung wahrgenommen werden muss.

2.4 Wo Technik strukturelle Ungleichheit verschärft

Technische Systeme sind in gesellschaftlichen Systemen eingebettet, werden von ihnen geprägt und wirken zugleich auf sie zurück. Gerade deshalb ist es notwendig, die Rolle von Künstlicher Intelligenz im Kontext bestehender Ungleichheiten zu betrachten. Technik bildet vorhandene Muster sozialer Benachteiligung nicht nur ab, sondern verstärkt, stabilisiert und verdeckt sie häufig, wie bereits erläutert. Die Frage, ob ein System diskriminiert, lässt sich daher nicht allein aus technischer Sicht beantworten. Sie muss immer auch im Zusammenspiel mit den jeweiligen Rahmenbedingungen gestellt werden. Wer profitiert von der Automatisierung? Wer trägt die Risiken? Wer erhält Einfluss? Und wer bleibt außen vor?

Strukturelle Ungleichheit zeigt sich in allen wesentlichen Bereichen gesellschaftlichen Lebens: Im Zugang zu Bildung, zu Gesundheitsleistungen, zu Arbeit, zu Mobilität, zu Wohnen und zu digitaler Infrastruktur. Wenn KI-Systeme in diesen Feldern eingesetzt werden, übernehmen sie die dort wirksamen Differenzlinien und verstärken diese vielfach, weil ihre Ergebnisse als objektiv und alternativlos erscheinen. Entscheidet ein System etwa auf Grundlage historischer Patientendaten über Behandlungsprioritäten, können Menschen mit atypischen Krankheitsverläufen systematisch benachteiligt werden, schlicht weil ihre Fälle in den Daten kaum vorkommen. Solche Benachteiligungen werden dadurch nicht korrigiert, sondern algorithmisch verfestigt.

Ein weiteres Kennzeichen struktureller Diskriminierung in diesem Kontext ist ihre Unsichtbarkeit. Sie wirkt nicht offen, sondern durch standardisierte Abläufe, automatisierte Bewertungen und scheinbar neutrale Schnittstellen. Wer ohnehin durch sprachliche Unsicherheiten, institutionelles Misstrauen oder fehlende digitale Kompetenzen benachteiligt ist, trifft im digitalen Raum auf Gegebenheiten, die diese Unterschiede nicht ausgleichen, sondern als Defizite interpretieren. Die Betroffenen erscheinen dann nicht als Menschen mit spezifischen Bedarfen, sondern als Abweichung von einem technisch gesetzten Standard.

Besonders problematisch ist, dass viele technische Lösungen unter Bedingungen entwickelt werden, in denen soziale Ungleichheit selbst nicht thematisiert wird. Häufig entstehen sie in Organisationen mit privilegiertem Zugang zu Wissen, Ressourcen und Entscheidungsmacht. Sie spiegeln die Perspektiven jener, die nicht von Ausgrenzung betroffen sind, und reproduzieren deren Welt.

Wer anders ist, fällt nicht nur durch das Raster, sondern wird durch das Raster definiert. Auf diese Weise wird Technik selbst zur normsetzenden Instanz.

Ein anschauliches Beispiel bietet die automatisierte Bewertung von Kreditwürdigkeit. Systeme, die auf Basis von Konsumverhalten, Wohnort oder bisherigen Zahlungserfahrungen Entscheidungen treffen, operieren mit statistischen Mitteln, die soziale Ungleichheiten widerspiegeln. Menschen in einkommensschwachen Stadtteilen, mit prekären Arbeitsverhältnissen oder ohne formale Nachweise ihrer Bonität werden systematisch schlechter bewertet. Dies geschieht nicht, weil sie tatsächlich ein höheres Risiko darstellen, sondern weil das System vergangenes Verhalten auf künftige Möglichkeiten überträgt. Chancen werden dadurch nicht eröffnet, sondern durch Vorausberechnung eingeschränkt.

Ähnliches gilt für den Bildungsbereich. Systeme zur Lernstandsanalyse, zur Studienplatzvergabe oder zur Förderprognose stützen sich auf Kriterien, die auf Durchschnittswerten beruhen. Kinder mit nicht-deutscher Erstsprache, mit Behinderungen oder aus bildungsfernen Haushalten schneiden in solchen Verfahren regelmäßig schlechter ab. Nicht, weil sie weniger Potenzial hätten, sondern weil das System ihre besonderen Stärken nicht erkennt oder abwertet. Eine vielleicht für die Zukunft entscheidende Förderung wird somit nicht gezielt ermöglicht, sondern algorithmisch verhindert.

Auch in der öffentlichen Verwaltung führt die Einführung automatisierter Entscheidungsunterstützung zu neuen Formen des Ausschlusses. Wenn bei der Beantragung von Sozialleistungen bestimmte Verhaltensmuster als auffällig markiert werden, weil sie vom Durchschnitt abweichen, geraten Menschen unter Generalverdacht. Fehlende digitale Kompetenzen, unvollständige Angaben oder untypische Kommunikationsweisen werden nicht als Hinweis auf strukturelle Barrieren interpretiert, sondern als individuelles Defizit. Technik normiert Verhalten, anstatt es zu verstehen.

Diese Prozesse bewirken, dass Ungleichheit nicht nur übernommen, sondern intensiviert wird. Systeme reproduzieren nicht lediglich, was existiert, sie schreiben es fort. Sie wirken in einem Feld, das ohnehin von sozialer Ungleichheit durchzogen ist, und verstärken diese durch ihre scheinbare Neutralität. Der Effekt ist eine doppelte Unsichtbarkeit: Die Ursachen von Ungleichheit bleiben unbenannt, und die Auswirkungen durch Technik bleiben unerkannt.

Diese Form der Diskriminierung ist deshalb besonders gefährlich. Sie ist weder offensichtlich noch individuell zurechenbar, und sie ist schwer angreifbar. Ihre Legitimation bezieht sie aus der Komplexität der Systeme, aus der scheinbaren Objektivität der Daten und aus dem Vertrauen in technische Verfahren. Gerade dieses Vertrauen erschwert es, Ausgrenzung zu erkennen und zu benennen. Betroffene haben selten Zugang zu den Entscheidungsprozessen, in denen Diskriminierungen entstehen, und noch seltener die Möglichkeit, sich dagegen zu wehren.

Für eine inklusive Technikgestaltung folgt daraus: Digitale Anwendungen müssen kritisch hinterfragt werden. Es genügt nicht, Algorithmen zu verbessern. Erforderlich ist eine Auseinandersetzung mit den Kontexten, in denen Technik wirkt. Notwendig ist Sensibilität für Machtverhältnisse, für gängige Normen und für institutionelle Routinen. Vor allem braucht es den Willen, Systeme so zu gestalten, dass sie auch gerecht sind.

Der Blick auf die strukturelle Verstärkung von Ungleichheit durch Technik schließt das Kapitel zur Erkennung digitaler Diskriminierung ab. In den folgenden Abschnitten wird aufgezeigt, welche Verantwortung daraus erwächst und wie eine faire, inklusive Gestaltung technischer Lösungen konkret aussehen kann.

Herausforderungen und Machtverhältnisse in der KI-Entwicklung

3

3.1 Unsichtbare Lücken in der Gestaltung

Digitale Systeme entstehen in konkreten Organisationen, unter bestimmten Rahmenbedingungen, mit begrenzten Ressourcen und unter dem Einfluss spezifischer Interessen. Wer über Daten, Modelle, Optimierungsziele und Systeme entscheidet, bestimmt maßgeblich, wie diese Technologien funktionieren und vor allem für wen sie funktionieren. Die Frage nach Verantwortung in der Entwicklung Künstlicher Intelligenz ist deshalb eng mit Machtverteilung und struktureller Beteiligung verknüpft. Sie betrifft nicht nur technische Abläufe, sondern auch die grundlegende Frage, wer überhaupt mit am Tisch sitzt, wenn Technik entsteht.

Die Entwicklung Künstlicher Intelligenz wird häufig von einem engen Kreis an Entscheidungsträgern geprägt. In der Praxis handelt es sich meist um kleine Teams in Technologieunternehmen, Forschungsgruppen oder Beratungsfirmen, die über die Auswahl der Daten, die Zielgrößen der Modelle und die Interpretationslogiken entscheiden. Diese Teams sind oftmals homogen in Bezug auf Bildungswege, sozioökonomischen Hintergrund, kulturelle Prägungen, körperliche Normvorstellungen und technische Zugänge. Menschen mit Behinderungen, mit Migrationsgeschichte, aus bildungsfernen Milieus oder mit intersektionalen Lebenserfahrungen sind in diesen Strukturen unterrepräsentiert oder gänzlich ausgeschlossen. Das beeinflusst unmittelbar, was ein System als relevant wahrnimmt und was es nicht erfasst.

Wer über Trainingsdaten bestimmt, entscheidet zugleich über Sichtbarkeit. Die Frage, welche Daten gesammelt, bereinigt, einbezogen oder verworfen werden, ist niemals unabhängig oder wertfrei. Sie spiegelt Vorstellungen darüber wider, was als normal, was als abweichend und was als relevant gilt. Wird etwa ein Modell zur Spracherkennung nur mit standardsprachlichen Mustern trainiert, bleiben Dialekte, Akzente oder alternative Kommunikationsformen unberücksichtigt. Wer solche Entscheidungen trifft, ohne die Vielfalt sprachlicher Lebensrealitäten einzubeziehen, schreibt Exklusion durch eine verengte Perspektive direkt in die Technik ein.

Ähnliches gilt für die Festlegung der Zielgrößen. Viele Systeme optimieren auf Effizienz, Genauigkeit oder Nutzerbindung, jedoch selten auf Inklusion, Verständlichkeit oder gerechte Teilhabe. Diese Zielgrößen erscheinen als technische Vorgaben, sind jedoch normativ aufgeladen. Sie begünstigen bestimmte Formen der Nutzung, bestimmte Nutzergruppen und bestimmte Interaktionen, während andere ausgegrenzt werden. Eine technische Lösung zur Leistungsbewertung in Schulen, das ausschließlich auf Schnelligkeit und Fehlerfreiheit optimiert ist, benachteiligt Kinder mit langsameren Lernrhythmen systematisch. Nicht, weil das System fehlerhaft wäre, sondern weil die Zielvorgabe unreflektiert übernommen wurde.

Die Verantwortung in der KI-Entwicklung ist zudem häufig fragmentiert. Datenerhebung, Modellbau, Interfacegestaltung und Anwendung liegen in unterschiedlichen Händen. Diese Arbeitsteilung erschwert es, Verantwortung für das Gesamtsystem zuzuordnen. Entwicklungsteams verweisen auf die Auftraggebenden, diese wiederum auf die nutzenden Organisationen, und dort wird häufig auf technische Standards verwiesen. So entsteht eine Diffusion der Verantwortung, in der strukturelle Ausschlüsse weitergereicht werden.

Hinzu kommt eine institutionelle Logik, die eher auf Risikovermeidung als auf Gestaltungsverantwortung ausgerichtet ist. In vielen Organisationen fehlt der Anreiz, sich mit potenziellen Diskriminierungseffekten auseinanderzusetzen, besonders wenn diese nicht unmittelbar rechtlich sanktioniert werden können. Systeme werden eingeführt, weil sie funktionieren, nicht weil sie gerecht sind. Die Verantwortung für soziale Folgen wird auf andere verschoben, etwa auf Betroffene, auf politische Instanzen oder auf die Gesellschaft als Ganzes. So entsteht ein Raum der Verantwortungslosigkeit, in dem sich niemand zuständig fühlt, technologische Entscheidungen kritisch auf ihre sozialen Wirkungen hin zu prüfen.

Auch die Sprache, die in Entwicklungsteams verwendet wird, prägt Machtverhältnisse. Wenn von „normalen" Nutzenden, von „gängigen" Anwendungsfällen oder von „typischen" Interaktionen gesprochen wird, werden Abweichungen automatisch zu Sonderfällen. Wer in dieser Sprache nicht vorkommt, findet auch im System keinen Platz. Begriffe wie Barrierefreiheit, Diversität oder Inklusion erscheinen in solchen Kontexten oft als Beiwerk, nicht als Grundvoraussetzung. Dabei entscheiden gerade diese Konzepte über Teilhabemöglichkeiten.

Machtverhältnisse in der Technikgestaltung zeigen sich außerdem in der Frage, wessen Stimme gehört wird und wessen nicht. Partizipationsformate, Feedbackmechanismen oder Nutzertests existieren in vielen Projekten nur symbolisch. Sie finden zu spät statt, sind nicht barrierefrei oder schließen strukturell benachteiligte Gruppen aus. Die Stimmen jener, die am stärksten betroffen sind, haben dadurch kaum Einfluss auf die Gestaltung. Technik wird nicht mit den Menschen, sondern über sie hinweg entwickelt.

Diese Ausschlüsse setzen sich in der Anwendung der fort. Wer ein System nutzen will, muss sich meist seiner Logik anpassen, nicht umgekehrt. Bedienung erfordert bestimmte Kompetenzen, Erwartungen und kulturelle Codes. Wer diese nicht mitbringt, scheitert nicht, weil er oder sie „nicht digital genug" ist, sondern weil das System keine Anpassungsfähigkeit besitzt. Inklusion wird so zur Bringschuld der Nutzenden, nicht zur Aufgabe der Entwickelnden.

Das Vertrauen in technische Systeme leidet unter solchen Bedingungen. Wenn Menschen erfahren, dass Systeme ihre Realität nicht abbilden, ihre Sprache nicht verstehen oder ihre Bedürfnisse ignorieren, entsteht ein Gefühl der Ohnmacht. Technik wird dann nicht als Unterstützung, sondern als Bedrohung erlebt. Dieses Misstrauen ist kein irrationales Gefühl, sondern Ausdruck realer Erfahrung: Der Erfahrung von Nichtbeachtung, von Kontrollverlust und von struktureller Ausgrenzung.

Wer Verantwortung für die Gestaltung von Technik übernehmen will, muss diese Machtverhältnisse sichtbar machen. Es genügt nicht, Systeme technisch zu verbessern. Notwendig ist eine Kultur der Reflexion, der Beteiligung und der Rechenschaft. Technik darf nicht nur eingeführt werden, weil sie effizient ist, sondern sie muss sich daran messen lassen, wem sie nützt und wem sie schadet. Im nächsten Abschnitt wird deutlich, wie unsichtbare Normen und implizite Standards Machtverhältnisse festigen, ohne dass sie ausdrücklich benannt werden.

3.2 Unsichtbare Normen in Trainingsdaten und Tools

Technische Systeme erscheinen auf den ersten Blick als Werkzeuge mit klar definierten Parametern. Hinter jedem Datensatz, jedem Modell und jeder Oberfläche stehen jedoch unausgesprochene Annahmen darüber, was als regelhaft, relevant oder korrekt gilt. Diese unsichtbaren Normen bestimmen maßgeblich, wie ein System funktioniert und wem es dient. Sie sind selten dokumentiert, entziehen sich der bewussten Kontrolle und entfalten gerade deshalb eine große Wirksamkeit.

Schon bei der Erhebung von Daten werden normative Entscheidungen getroffen. Welche Informationen gesammelt, wie sie klassifiziert und in welcher Form sie verarbeitet werden, hängt immer von den Perspektiven und Zielsetzungen derjenigen ab, die die digitale Infrastruktur entwickeln. Werden Trainingsdaten überwiegend aus westlich geprägten, standardisierten Quellen gewonnen, entsteht eine Welt, in der bestimmte Lebensrealitäten systematisch unberücksichtigt bleiben. Sprachliche, kulturelle, körperliche oder soziale Differenzen verschwinden so aus der Datenbasis.

Ein Beispiel, dass das verdeutlicht, ist die Kategorisierung von Menschen in binäre Geschlechter, in normierte Altersgruppen oder in standardisierte Leistungskriterien. Wer in diese Raster nicht passt, wird ausgeblendet oder falsch zugeordnet. Menschen mit nicht-binärer Identität, mit mehrfachen Zugehörigkeiten oder mit atypischen Lebensläufen sind in solchen Datenstrukturen ebenso wenig vorgesehen wie Personen mit komplexen Behinderungsbildern. Diese Reduktion führt zu Modellen, die nur einen Bruchteil gesellschaftlicher Realität erfassen.

Auch die Gestaltung von Schnittstellen und Tools beruht auf impliziten Annahmen über Nutzende und ihre Kontexte. Viele Systeme setzen voraus, dass alle Menschen gleich lesen, hören, verstehen und sich ausdrücken können. Sie ignorieren, dass Kommunikationsformen, Aufmerksamkeitsverläufe, kognitive Verarbeitungsweisen oder motorische Fähigkeiten höchst unterschiedlich ausgeprägt sind. Wer diesen unsichtbaren Erwartungen nicht entspricht, stößt auf Barrieren. Es handelt sich dabei nicht um technische Fehler, sondern um Designentscheidungen, die ohne inklusive Perspektive getroffen wurden.

Besonders folgenreich wird dies in Bereichen, in denen Systeme Bewertungen vornehmen oder Entscheidungen vorbereiten. Ein Bewerbungsalgorithmus etwa bevorzugt bestimmte Formulierungen, Layouts oder Abschlüsse, ohne diese Präferenzen offenzulegen. Damit wird ein Standard gesetzt, dem sich alle anderen anpassen müssen. Was das System nicht kennt, wird nicht anerkannt. Was es nicht versteht, wird als irrelevant aussortiert. An die Stelle gesellschaftlicher Aushandlung tritt eine technische Festlegung.

Die dominanten Standards, auf denen viele Systeme beruhen, werden nur selten hinterfragt. Sie gelten als gegeben, weil sie sich etabliert haben, nicht weil sie inklusiv sind. Solche Standards prägen nicht nur das System selbst, sondern auch das Verhalten der Nutzenden. Wer Zugang haben will, muss sich den Vorgaben anpassen. Ausdrucksweise, digitale Spuren oder Bewegungsmuster müssen an die Erwartungen der Technik angeglichen werden. Inklusion wird so zur Aufgabe der Betroffenen, nicht zur Verantwortung der Entwicklungsteams.

Die Unsichtbarkeit dieser Normen ist kein Zufall. Sie werden nicht dokumentiert, nicht reflektiert und sind kaum Bestandteil von Audits oder Qualitäts-
sicherungen. Gerade weil sie als selbstverständlich gelten, entziehen sie sich
der Kontrolle. Das macht sie besonders gefährlich. Denn was nicht sichtbar ist,
kann weder kritisiert noch verändert oder verbessert werden. Technik erscheint in
solchen Fällen neutral, obwohl sie in Wirklichkeit gesellschaftliche Ordnung reproduziert, die viele Menschen ausschließt.

Für eine inklusive Technikgestaltung bedeutet dies: Unsichtbare Normen müssen sichtbar gemacht werden. Erforderlich sind Verfahren, die implizite Setzun-
gen identifizieren, reflektieren und korrigieren. Dazu gehören vielfältige Perspektiven in der Entwicklung, barrierefreie Testverfahren, eine bewusste Sprache und
die Bereitschaft, etablierte Standards kritisch zu hinterfragen. Erst wenn diese
strukturellen Voraussetzungen geschaffen sind, kann Technik Teilhabe ermöglichen, anstatt Exklusion zu verstärken.

3.3 Wenn Fairness keine Rolle spielt

Obwohl gesellschaftliche Debatten über Ethik, Verantwortung und Gerechtigkeit an Bedeutung gewinnen, wird Fairness in vielen technischen Entwicklungsprozessen kaum berücksichtigt. Während Rechenleistung, Innovations-
geschwindigkeit und Marktfähigkeit wesentliche Kriterien sind, bleibt Fairness
ein Randthema, häufig reduziert auf wohlmeinende Grundsätze ohne institutionelle Verankerung oder verbindliche Umsetzung. Dies ist kein Zufall, sondern
Ausdruck einer strukturellen Prioritätensetzung, die soziale Gerechtigkeit nicht
als übergeordnetes Ziel begreift, sondern als freiwillige Ergänzung.

In den meisten Entwicklungsumgebungen fehlt die systematische Integration
von Fairness als Gestaltungskriterium. Standardisierte Verfahren, um Fairness zu
prüfen, existieren kaum, und Projektziele werden selten an ihrer sozialen Wirkung gemessen. Stattdessen dominieren betriebswirtschaftlich geprägte Kenn-
zahlen wie Kosten-Nutzen-Verhältnisse, Skalierbarkeit oder Umsatzpotenzial.
Die Frage, ob ein System Ungleichheiten verstärkt oder reduziert, bleibt in diesen Logiken weitgehend unbeachtet. Fairness wird weder als Risiko- noch als
Erfolgskriterium geführt und genau deshalb kaum berücksichtigt.

Ein Hindernis ist die vermeintliche Unbestimmtheit des Begriffs. In technischen Kontexten besteht ein hoher Bedarf an klaren, operationalisierbaren Zielen. Fairness erscheint dagegen zu abstrakt und zu schwer quantifizierbar. Diese
Wahrnehmung führt dazu, dass sie nicht als interne Anforderung verstanden
wird, sondern als externe Erwartung, die von Politik, Nutzenden oder Prüfstellen

eingefordert werden müsse. Verantwortung wird ausgelagert, anstatt in den Entwicklungsprozess integriert zu werden.

In der Praxis zeigt sich diese Auslagerung auf verschiedenen Ebenen. Objektivität wird häufig als nachgelagerte Prüfgröße betrachtet, wenn überhaupt. Zunächst wird entwickelt, getestet, skaliert, und erst bei Beschwerden oder öffentlichem Druck werden Fragen nach Gerechtigkeit gestellt. Zu diesem Zeitpunkt sind grundlegende Designentscheidungen jedoch längst gefallen. Nachträgliche Korrekturen gelten als teuer, unsicher im Nutzen und schwer umzusetzen. In einem solchen Klima bleibt Unparteilichkeit ein Lippenbekenntnis.

Auch die Komplexität des Begriffs wirkt hemmend. Gerechtigkeit ist schwer messbar und immer kontextabhängig. Was in einem Anwendungskontext als fair gilt, kann in einem anderen diskriminierend wirken. Eine standardisierte Definition von Fairness gibt es nicht, und sie wäre auch nicht wünschenswert. Statt diese Vielschichtigkeit als Ausgangspunkt für differenzierte Gestaltung zu nutzen, dient sie häufig als Argument, eine umfassende Objektivität gänzlich aus der Entwicklung auszuklammern. Die Logik lautet dann: Wenn Fairness nicht eindeutig definierbar ist, behandeln wir sie lieber gar nicht.

Dieses Klima der Unsicherheit verstärkt sich durch fehlende institutionelle Strukturen. Weder technische Standards noch Zertifizierungen oder Ausschreibungen enthalten verlässliche Anforderungen an soziale Gerechtigkeit. Auch in der Ausbildung technischer Fachkräfte spielt sie kaum eine Rolle. Curricula sind auf Funktionalität, Effizienz und Innovation zugeschnitten, nicht auf Inklusion, Gerechtigkeit oder menschenzentrierte Gestaltung. Auf diese Weise entsteht eine Praxis, in der Fairness kein systematischer Bestandteil ist, sondern bestenfalls ein individuelles Anliegen einzelner Teams.

Hinzu kommt die ökonomische Dynamik vieler Innovationsprozesse. Zeitdruck, Konkurrenz und Kapitalinteressen fördern schnelle Ergebnisse und marktfähige Lösungen. In diesem Umfeld erscheint Fairness als Hindernis, als zusätzlicher Aufwand, als Quelle unklarer Anforderungen. Solange keine verbindlichen Auflagen oder öffentlichen Kontrollen existieren, wird sie systematisch zugunsten anderer Kriterien zurückgestellt. Das Ergebnis ist eine strukturelle Blindheit gegenüber den sozialen Folgen technischer Entscheidungen.

Diese Blindheit ist gefährlich, weil sie die Grundlage gerechter Technikgestaltung untergräbt. Systeme, die ohne Blick auf Chancengleichheit entstehen, reproduzieren Barrieren. Das Problem liegt nicht in einzelnen Fehlern, sondern in der konsequenten Abwesenheit einer Perspektive, die Menschen und ihre Unterschiedlichkeit in den Mittelpunkt stellt.

Hinzu kommt die Gefahr, dass Parität auf symbolische Maßnahmen reduziert wird: Auf Ethikleitlinien ohne Umsetzung, auf Audits ohne Konsequenzen oder auf Beteiligungsformate ohne Einfluss. Solche Alibiverfahren erzeugen eine Scheinverantwortung, die tatsächliche Verantwortung verschleiert. Für Betroffene bedeutet dies, dass Diskriminierung zwar erkannt, aber nicht behoben wird, weil niemand zuständig ist oder weil strukturelle Hebel fehlen.

Für eine faire Technikgestaltung ist es daher unerlässlich, Chancengleichheit als wichtige Anforderung zu verstehen. Sie muss Bedingung technischer Qualität sein. Systeme, die nicht gerecht wirken, erfüllen ihren Zweck nicht, selbst dann nicht, wenn sie technisch fehlerfrei arbeiten. Der Anspruch auf Fairness ist kein moralischer Luxus, sondern ein funktionaler Imperativ in einer vielfältigen Gesellschaft.

Der folgende Abschnitt verdeutlicht, warum technische Systeme häufig ohne wirksame Kontrolle operieren und weshalb das Fehlen klarer Rechenschaftsmechanismen die Verantwortungslosigkeit in der KI-Entwicklung verfestigt.

3.4 Fehlende Kontrolle, fehlende Rechenschaft

Technische Systeme werden oftmals in einem Umfeld eingesetzt, das nicht immer ausreichend reguliert und überwacht wird. Viele dieser Systeme greifen tief in das Leben von Menschen ein, etwa bei der Verteilung von Ressourcen, bei Leistungsbewertungen oder bei administrativen Entscheidungen. Dennoch mangelt es an funktionierenden Kontrollmechanismen, an verlässlichen Strukturen der Rechenschaft und an klaren Verantwortlichkeiten. Diese Lücke ist Ausdruck eines strukturellen Problems: Die Geschwindigkeit technologischer Innovation übertrifft die Entwicklung gesellschaftlicher, politischer und juristischer Steuerungsinstrumente.

Kontrolle setzt Transparenz voraus. Doch zahlreiche KI-Systeme sind so gestaltet, dass ihre innere Logik weder für Nutzende noch für Aufsichtsbehörden oder Betroffene nachvollziehbar ist. Algorithmische Entscheidungswege bleiben verborgen, Kriterien und Gewichtungen intransparent. Selbst dort, wo Systeme formal dokumentieren, fehlt oft die Verständlichkeit. Wer erfahren möchte, warum ein Antrag abgelehnt, eine Empfehlung ausgesprochen oder eine Einschätzung getroffen wurde, erhält in der Regel keine nachvollziehbare Antwort. Diese Intransparenz erschwert nicht nur individuelle Beschwerdewege, sondern verhindert auch strukturelle Prüfungen auf mögliche Diskriminierung.

Hinzu kommt, dass viele Systeme nicht als Ganzes betrachtet werden, sondern in einzelne Module zerlegt sind. Für jedes Modul gelten andere Zuständigkeiten, andere Teams und unterschiedliche Standards. Die Verantwortung für das Endergebnis verschwimmt in der Arbeitsteilung. Wer eine diskriminierende Wirkung identifizieren will, muss nicht nur das Verhalten des Systems analysieren, sondern auch dessen Entstehung rekonstruieren. Eine solche Rekonstruktion ist in der Praxis kaum leistbar. Verantwortung wird dadurch nicht nur zerstreut, sondern häufig aktiv unkenntlich gemacht.

Ein weiteres Problem ist die fehlende Rechenschaft gegenüber den Betroffenen. Wer durch ein automatisiertes System benachteiligt wird, hat meist keine Möglichkeit, sich zu wehren, eine Korrektur einzufordern oder überhaupt zu erkennen, dass eine Benachteiligung stattgefunden hat. Beschwerdemechanismen sind selten vorgesehen, und wo sie existieren, sind sie oft nicht barrierefrei, nicht nachvollziehbar oder ohne klare Rechte ausgestattet. Die Folge ist ein Zustand struktureller Verantwortungslosigkeit, in dem technische Entscheidungen nicht nur als gegeben hingenommen werden, sondern sich jeder demokratischen Kontrolle entziehen.

Auch institutionell mangelt es an unabhängigen Prüfstrukturen. Weder in Unternehmen noch in öffentlichen Einrichtungen gibt es flächendeckend Ethikkommissionen, Inklusionsbeiräte oder technische Prüfstellen mit einem expliziten Mandat zur Bewertung von Diskriminierungsrisiken. Bestehende Aufsichtsinstanzen sind häufig personell unterbesetzt, technisch überfordert oder rechtlich nicht ausreichend ausgestattet, um systematische Ausschlüsse zu erkennen und wirksam zu sanktionieren. Selbst bei öffentlich finanzierten Systemen ist es keineswegs selbstverständlich, dass ihre Wirkungen auf Vielfalt und Gerechtigkeit systematisch überprüft werden.

Diese Kontrolllücke hat weitreichende Folgen. Sie untergräbt das Vertrauen in digitale Systeme. Wer von Technik kontrolliert wird, ohne selbst Kontrolle ausüben zu können, erlebt sie nicht als Unterstützung, sondern als Bedrohung. Besonders betroffen sind gesellschaftlich marginalisierte Gruppen, die das höchste Risiko tragen, ohne gleichwertige Mitsprache ausgegrenzt zu werden.

Das Fehlen wirksamer Kontrolle ist auch aus organisatorischer Sicht problematisch. Systeme, die nicht überprüft werden, entwickeln Eigendynamiken. Fehler schleichen sich ein, Blindstellen bleiben bestehen und ungewollte Effekte verstärken sich. Ohne kontinuierliche Reflexion und Rückkopplung droht, dass sich technische Systeme in ihrer Logik von den realen Bedürfnissen der Menschen entfernen. Technik entsteht dann nicht durch bewusste Gestaltung, sondern vollzieht sich automatisch, getragen von Routinen, Daten und Zielwerten, die nicht mehr hinterfragt werden.

Die fehlende Rechenschaftspflicht verweist zugleich auf eine bestimmte Haltung: Die Vorstellung, technische Systeme seien objektiv und daher unproblematisch. Wer diese Sichtweise vertritt, sieht weder Anlass für Kontrolle noch für Rechenschaft. Dabei wird ignoriert, dass jede technische Entscheidung soziale Folgen hat. Rechenschaft bedeutet, Verantwortung für diese Folgen zu übernehmen, sie öffentlich zu machen und sie korrigierbar zu halten. Wo dies nicht geschieht, verfestigt sich ein System struktureller Verantwortungslosigkeit.

Für inklusive Technikgestaltung ist Rechenschaft unverzichtbar. Sie schafft die Grundlage für Vertrauen, für Korrekturmöglichkeiten und für gesellschaftliche Legitimation. Systeme, die sich einer solchen Rechenschaft entziehen, gefährden die demokratische Kultur. Nicht, weil sie technisch fehlerhaft wären, sondern weil sie sich der Auseinandersetzung mit ihren sozialen Wirkungen verweigern.

Kontrolle und Rechenschaft sind daher wesentliche Elemente fairer Technikgestaltung. Sie müssen institutionell verankert, für Betroffene zugänglich und praktisch durchsetzbar sein. Der folgende Teil dieses *Essentials* widmet sich den Ansätzen und Prinzipien, mit denen diskriminierende Systeme verhindert und gerechtere Alternativen entwickelt werden können.

Konzepte für gerechte KI mit Werkzeugen, Verfahren und Perspektiven

4

4.1 Fairnessmetriken und technische Prüfverfahren

Die Forderung nach gerechter Künstlicher Intelligenz stellt nicht nur eine ethische Herausforderung dar, sondern verlangt nach konkreten technischen und prozessualen Instrumenten. In diesem Abschnitt werden ausgewählte Verfahren vorgestellt, die dabei helfen können, Diskriminierung in Systemen zu erkennen, zu verringern und im besten Fall zu vermeiden. Diese Instrumente sind keine Garantien für Fairness, doch sie bilden notwendige Voraussetzungen, um systematische Verzerrungen sichtbar zu machen und bearbeitbar zu halten.

Eine wegweisende Rolle spielen sogenannte Fairnessmetriken. Dabei handelt es sich um mathematische Kennwerte, mit deren Hilfe die Ergebnisse von KI-Systemen im Hinblick auf Gleichbehandlung und mögliche Diskriminierung untersucht werden. Im Fokus steht nicht allein die Korrektheit einer Entscheidung, sondern vor allem die Frage, ob sie für unterschiedliche Gruppen in vergleichbarer Qualität funktioniert. Ein klassisches Beispiel ist die gleichmäßige Verteilung falsch positiver Entscheidungen auf verschiedene Bevölkerungsgruppen. Wenn ein System Bewerbende mit Behinderungen häufiger mit falschen Negativbewertungen versieht als andere, liegt ein Fairnessproblem vor, auch wenn die Gesamtgenauigkeit des Systems hoch ist.

Fairnessmetriken orientieren sich an Prinzipien wie Gleichheit, Ausgewogenheit oder Repräsentativität. Je nach Anwendungskontext werden unterschiedliche Verfahren genutzt. Diese Vielfalt ist notwendig, bringt jedoch auch Herausforderungen mit sich. Je nach Wahl der Metrik kann ein und dasselbe System als fair oder als unfair erscheinen. Deshalb ist es entscheidend, Fairnessmetriken nicht isoliert zu betrachten, sondern sie kontextabhängig auszuwählen und im Dialog mit den betroffenen Gruppen zu bewerten.

A. Lübken und M. Wiemer, *KI-Diskriminierung begegnen*, essentials, https://doi.org/10.1007/978-3-662-72362-3_4

Ergänzend werden Bias-Detection-Algorithmen eingesetzt. Diese automatisierten Verfahren decken systematische Verzerrungen in Trainingsdaten oder Modellentscheidungen auf. Sie zeigen, ob bestimmte Gruppen unterrepräsentiert sind, ob Vorhersagen auffällig von erwarteten Mustern abweichen oder ob sprachliche Daten stereotype Zuschreibungen enthalten. Bias Detection ist ein notwendiger erster Schritt, um Ungleichbehandlungen überhaupt sichtbar zu machen. Ohne solche Instrumente bliebe Diskriminierung unsichtbar.

Ein weiteres Verfahren ist das sogenannte Rebalancing. Dabei werden Trainingsdaten so angepasst, dass unterrepräsentierte Gruppen stärker gewichtet oder gezielt ergänzt werden. Ziel ist eine bessere Abbildung der Vielfalt realer Lebenswelten im Lernprozess des Modells. Diese Maßnahme ist jedoch nicht frei von Risiken. Werden Daten künstlich erweitert, kann es zu Überanpassungen kommen, die neue Verzerrungen hervorbringen. Ohne begleitende qualitative Prüfungen und ohne die Einbindung betroffener Gruppen bleibt Rebalancing daher ein begrenztes technisches Hilfsmittel.

Neben der statistischen Bewertung gewinnt auch die erklärbare KI an Bedeutung. Unter dem Begriff Explainable AI werden Verfahren verstanden, die die Funktionsweise von Systemen für Menschen nachvollziehbar machen. Ziel ist es, Entscheidungen nicht nur korrekt, sondern auch verständlich und überprüfbar zu gestalten. Dazu gehören Visualisierungen von Einflussgrößen, Gegenbeispiele für alternative Entscheidungen oder modulare Darstellungen von Entscheidungswegen. Solche Transparenzinstrumente ermöglichen Kontrolle und schaffen Vertrauen. Denn wenn nachvollziehbar ist, wie ein System arbeitet, können seine Auswirkungen besser eingeschätzt, hinterfragt und angepasst werden.

Transparenz allein reicht jedoch nicht aus. Es braucht darüber hinaus systematische Prüfmechanismen. Dazu gehören etwa algorithmische Impact Assessments, also Folgenabschätzungen, die bereits vor dem Einsatz eines Systems mögliche Diskriminierungseffekte untersuchen. Solche Assessments verbinden technische, soziale und institutionelle Perspektiven. Sie stellen Fragen wie: Wer profitiert von dem System, wer wird benachteiligt? Welche Annahmen liegen der Modellbildung zugrunde? Welche Ausschlüsse sind möglich? Diese Verfahren sind bislang wenig verbreitet, besitzen aber großes Potenzial, Chancengleichheit von Beginn an zu integrieren.

Die Grenzen rein technischer Fairnessbemühungen werden dort sichtbar, wo strukturelle Ungleichheiten nicht allein durch algorithmische Optimierung überwunden werden können. Kein technisches Verfahren vermag soziale Diskriminierung vollständig zu beseitigen. Technische Mittel sind notwendige, jedoch keine hinreichenden Bedingungen für Gerechtigkeit. Sie können Symptome mindern, aber nicht die Ursachen auflösen. Deshalb muss jede technische

Maßnahme in einen umfassenderen Rahmen eingebettet werden, der Fragen von Macht, Zugang, Teilhabe und Anerkennung einbezieht.

Technische Fairnesswerkzeuge können ihre Wirkung nur dann entfalten, wenn sie Teil einer Kultur der Verantwortung, der Diversität und der Partizipation sind. Deshalb rücken im nächsten Abschnitt jene Prozesse in den Mittelpunkt, die eine solche Kultur fördern.

4.2   Partizipation und inklusive Entwicklungsteams

Technische Systeme, die tief in soziale Kontexte eingreifen, können nicht gerecht gestaltet werden, wenn ihre Entwicklung ohne die Beteiligung jener erfolgt, die von ihnen besonders betroffen sind. Der Aufbau gerechter Künstlicher Intelligenz beginnt daher nicht erst bei der Qualitätskontrolle fertiger Produkte, sondern bereits im Entwicklungsprozess. Partizipation und Diversität dabei zu berücksichtigen sind grundlegende Voraussetzungen. Nur durch die systematische Einbindung vielfältiger Perspektiven lassen sich Ausgrenzungen vermeiden, normative Engführungen überwinden und diskriminierende Routinen verhindern.

Partizipation meint in diesem Zusammenhang mehr als punktuelle Befragungen oder symbolische Beteiligung. Gemeint ist die kontinuierliche und strukturierte Einbindung betroffener Gruppen in sämtliche Phasen der Entwicklung, von der Bedarfsanalyse über die Zieldefinition und Datenaufbereitung bis hin zu Modellentscheidungen, Testszenarien und Feedbackzyklen. Besonders wichtig ist die gezielte Beteiligung gesellschaftlich benachteiligter Gruppen, deren Sichtweisen in konventionellen Entwicklungsprozessen oft fehlen. Dazu gehören Menschen mit Behinderungen, nicht-binäre Personen, Menschen mit Migrationsgeschichte, ältere Menschen oder Personen mit geringen digitalen Kompetenzen.

Inklusive Entwicklungsteams sind ein wesentlicher Baustein für solche Prozesse. Sie ermöglichen es, implizite Annahmen früh zu erkennen, alternative Sichtweisen einzubringen und technische Systeme an realer Vielfalt auszurichten. Vielfalt im Team betrifft dabei nicht nur demografische Merkmale, sondern auch Fachdisziplinen, Erfahrungswelten und institutionelle Hintergründe. Interdisziplinäre Zusammenarbeit zwischen Informatik, Sozialwissenschaften, Recht, Design und Selbstvertretung ist Bedingung für ganzheitlich inklusive Entwicklung.

Diversität lässt sich jedoch nicht allein durch Quoten herstellen. Sie muss strukturell ermöglicht, anerkannt und geschützt sein. Dazu gehören barrierefreie Arbeitsbedingungen, diskriminierungssensible Projektkulturen, transparente Entscheidungsverfahren und klare Verantwortlichkeiten. Nur wenn Beteiligte echten

Einfluss auf die Gestaltung haben, entsteht ein inklusiver Prozess. Beteiligung ohne Wirkung führt dagegen rasch zu Enttäuschung, Misstrauen und Rückzug. Als wertvolles Instrument sind Feedbackschleifen zu betrachten. Sie erlauben es, Rückmeldungen von Nutzenden und betroffenen Gruppen systematisch in die Weiterentwicklung von Systemen einzubringen. Entscheidend ist, dass diese Rückmeldungen nicht als Störung, sondern als wertvolle Expertise verstanden werden. Menschen, die strukturell benachteiligt sind, verfügen über besondere Einsichten in die Grenzen technischer Systeme. Ihre Erfahrungen sichtbar zu machen und in die Systemlogik einzubinden, ist ein entscheidender Schritt hin zu gerechter Technik.

Damit Partizipation wirksam wird, braucht es mehr als eine offene Haltung. Erforderlich sind klare Prozesse, zeitliche und finanzielle Ressourcen, barrierefreie Formate, verständliche Materialien und die Bereitschaft, Macht tatsächlich zu teilen. Partizipation ist keine kostenlose Ressource, sondern eine anspruchsvolle Aufgabe, die Zeit, Kompetenz und institutionelle Rückendeckung erfordert. Wenn diese Voraussetzungen fehlen, bleibt Beteiligung wirkungslos.

Inklusive Entwicklungsteams profitieren darüber hinaus von unterstützenden Governance-Strukturen. Dazu zählen interne Inklusionsbeauftragte, Diversitätsleitlinien, ethische Begleitgremien oder externe Beratungsgremien mit Beteiligung zivilgesellschaftlicher Organisationen. Diese Strukturen schaffen Verbindlichkeit, fördern Transparenz und ermöglichen institutionelle Verantwortung für Inklusion, anstatt sie auf Einzelpersonen abzuwälzen.

Mitwirkung ist schließlich nicht nur ein methodisches Verfahren, sondern Ausdruck eines politischen Anspruchs. Sie steht für die Anerkennung jener, die sonst keine Stimme haben. Sie verändert nicht nur das Produkt, sondern auch den Prozess. Und sie macht deutlich, dass Technik nicht nur gestaltet wird, sondern gestaltbar bleibt.

4.3   Audits, Begleitgremien und Feedbackmechanismen

Technische Systeme, insbesondere solche mit weitreichenden sozialen Auswirkungen, benötigen kontinuierliche Überprüfung, Kontrolle und Weiterentwicklung. Die Annahme, dass ein einmal entwickeltes System dauerhaft gerecht und diskriminierungsfrei bleibt, ist trügerisch. Gesellschaftliche Kontexte verändern sich, Datenbestände wandeln sich, Nutzungspraktiken verschieben sich, und mit ihnen verändern sich auch die Wirkungen technischer Systeme. Gerechte Künstliche Intelligenz erfordert deshalb nicht nur sorgfältige Entwicklung, sondern auch verlässliche Strukturen zur Nachsteuerung. Audits, Begleitgremien und Feedbackmechanismen sind in diesem Zusammenhang wichtige Instrumente. Ein Audit im Bereich KI ist eine strukturierte Überprüfung technischer Systeme mit Blick auf Wirkungen, Risiken und soziale Folgen. Anders als klassische Softwaretests, die primär Funktionalität oder Sicherheit prüfen, richten sich KI-Audits auf Aspekte wie Fairness, Transparenz, Repräsentation und Ausschlussmechanismen. Ziel ist nicht allein die Erkennung technischer Fehler, sondern auch die Offenlegung normativer Verzerrungen und systematischer Benachteiligungen. Audits sind daher kein abschließender Qualitätstest, sondern ein Werkzeug für kontinuierliche Reflexion und Verbesserung.

Solche Überprüfungen können intern oder extern erfolgen. Interne Audits dienen in erster Linie der Selbstkontrolle und begleiten Entwicklungsprozesse eng. Externe Audits ermöglichen hingegen unabhängige Bewertungen und schaffen gesellschaftliche Legitimation. In beiden Fällen gilt: Die Verfahren müssen strukturiert, dokumentiert und öffentlich nachvollziehbar sein. Dazu gehören klare Kriterien, überprüfbare Indikatoren, transparente Abläufe und verbindliche Konsequenzen. Ohne diese Elemente bleibt ein Audit oberflächlich und dient eher der Außendarstellung als den betroffenen Gruppen.

Ein weiteres Verfahren sind algorithmische Impact Assessments. Dabei handelt es sich um systematische Folgenabschätzungen, die bereits vor der Einführung eines Systems durchgeführt werden. Solche Assessments stellen Fragen wie: Welche Gruppen könnten benachteiligt werden? Welche Machtverhältnisse werden stabilisiert oder verschoben? Welche unbeabsichtigten Nebenwirkungen sind möglich? Solche Bewertungen dürfen nicht einmalig erfolgen, sondern müssen regelmäßig wiederholt werden, zum Beispiel bei Datenupdates, Systemanpassungen oder veränderter Nutzung.

Neben formalen Prüfverfahren spielen Begleitgremien eine wichtige Rolle. Sie bringen unterschiedliche Perspektiven zusammen und sorgen dafür, dass Technikentwicklung gesellschaftlich eingebettet bleibt. Solche Gremien können institutionell verankert sein, etwa als Ethikkommissionen, Inklusionsbeiräte oder Diversitätsausschüsse. Sie können auch projektbezogen eingerichtet werden, beispielsweise bei größeren Digitalisierungsvorhaben in Verwaltung, Bildung oder Gesundheitswesen. Entscheidend ist, dass ihre Zusammensetzung vielfältig ist und ihre Empfehlungen verbindliche Wirkung entfalten.

Begleitgremien entfalten ihre Wirkung nur, wenn sie frühzeitig einbezogen werden, kontinuierlich mitarbeiten und über echte Mitgestaltungsmöglichkeiten verfügen. Sie dürfen nicht lediglich konsultiert, sondern müssen ernsthaft beteiligt werden. Ihre Rückmeldungen müssen institutionelle Konsequenzen haben, etwa in Form von Anpassungen, Stopps oder Neuentwicklungen technischer

Komponenten. Ohne diese Verbindlichkeit drohen Gremien zu Alibiforen zu verkommen, die Beteiligung lediglich simulieren.

Ein drittes Element bilden Feedbackmechanismen. Sie eröffnen Nutzenden und Betroffenen die Möglichkeit, direkt und niedrigschwellig Rückmeldungen zu geben, Fehler zu melden oder Verbesserungsvorschläge einzubringen. Systeme müssen so gestaltet sein, dass Feedback als integraler Bestandteil ihres Betriebs verstanden wird. Dazu gehören zugängliche Funktionen, transparente Reaktionswege und nachvollziehbare Rückmeldeschleifen. Rückmeldungen müssen ernst genommen, strukturiert ausgewertet und in konkrete Verbesserungen umgesetzt werden, zum Beispiel durch Monitoringberichte, Feedbackanalysen oder Nutzerpanels.

Auch bei Feedbackmechanismen entscheidet die institutionelle Einbettung über ihre Wirksamkeit. Bleiben Rückmeldungen folgenlos oder werden sie nur formal entgegengenommen, leidet die Glaubwürdigkeit. Deshalb müssen solche Systeme nicht nur technisch verfügbar, sondern auch organisatorisch gestützt sein, mit klaren Zuständigkeiten, ausreichenden Ressourcen und einer Kultur des Zuhörens. Nur so entsteht ein Lernprozess, der technische Systeme dauerhaft an die Lebensrealitäten der Menschen rückbindet.

Audits, Begleitgremien und Feedbackmechanismen sind keine Garantie für faire Technik. Sie sind jedoch unabdingbare Voraussetzungen, damit Fairness nicht dem Zufall überlassen bleibt. Sie eröffnen Räume für Kontrolle, Mitsprache und Veränderung. Und sie verdeutlichen, dass Gerechtigkeit kein Zustand ist, sondern ein kontinuierlicher Prozess.

4.4   Vielfalt als Grundlage gerechter Systemgestaltung

Vielfalt ist ein wesentlicher Teilbereich technischer Entwicklung, insbesondere dort, wo es um gerechte, inklusive und diskriminierungsarme Systeme geht. Ohne unterschiedliche Perspektiven, Erfahrungswelten und Lebensrealitäten bleibt jede Form von Technikgestaltung unvollständig und läuft Gefahr, gesellschaftliche Ungleichheiten zu reproduzieren oder zu verstärken. Vielfalt bedeutet nicht allein demografische Repräsentation, sondern auch epistemische Breite. Sie stellt sicher, dass Systeme nicht auf einem eingeschränkten Weltbild beruhen, sondern auf einer pluralen Grundlage, die soziale Kontexte, Kommunikationsformen, Wahrnehmungen und Bedarfe in ihrer Unterschiedlichkeit berücksichtigt.

Der Mangel an Vielfalt ist kein individuelles Versäumnis, sondern strukturell bedingt. Technische Entwicklung findet häufig in homogenen Umfeldern statt, geprägt durch ähnliche Bildungsbiografien, vergleichbare Lebenskontexte und parallele berufliche Sozialisationen. Diese Homogenität erzeugt Erkenntnislücken, insbesondere gegenüber Perspektiven, die in der gesellschaftlichen Machtverteilung ohnehin marginalisiert sind. Gruppen jenseits der Mehrheitsgesellschaft werden nicht systematisch ausgeschlossen, aber auch nicht systematisch einbezogen. Dadurch entsteht eine Technik, die bestimmte Lebensrealitäten standardisiert und andere ignoriert.

Vielfalt als Gestaltungsprinzip bedeutet, die Grundlogik technischer Entwicklung zu erweitern. Gefordert ist die Integration alternativer Wahrheiten, spezifischer Erfahrungen und kontextsensitiver Sichtweisen. Dazu gehören Formen nicht standardisierter Kommunikation, unterschiedliche Interaktionsstile, variierende kognitive Modelle und vielfältige soziale Kontexte. Ein System, das Vielfalt ernst nimmt, funktioniert nicht für alle gleich, sondern ermöglicht jeder Person eine angemessene Nutzung. Unterschiedlichkeit wird nicht als Abweichung verstanden, sondern als Grundlage der Funktionsfähigkeit.

Diese Haltung wirkt sich auf alle Phasen der Systemgestaltung aus. Bereits bei der Problemdefinition muss geprüft werden, ob die zu lösende Fragestellung für alle Gruppen relevant ist oder ob sie bestimmte Perspektiven privilegiert. In der Datensammlung stellt sich die Frage, ob alle relevanten Gruppen repräsentiert sind und ob ihre Daten in einer Form erhoben wurden, die ihre Realität angemessen widerspiegelt. In der Modellierung geht es darum, ob verschiedene Nutzungspfade vorgesehen sind und Abweichungen berücksichtigt werden. Und in der Evaluation entscheidet sich, ob ein System tatsächlich für alle funktioniert oder nur für die Mehrheit, die es repräsentiert.

Vielfalt bedeutet auch, sich von der Vorstellung zu lösen, dass es immer eine einzige richtige Lösung geben müsse. Gerade in sozialen Kontexten ist es oft sinnvoller, mehrere Lösungen nebeneinander bestehen zu lassen, anstatt eine vermeintlich universelle Antwort zu erzwingen. Technik, die Heterogenität von Lebenslagen anerkennt, schafft Wahlräume und eröffnet Anpassungsmöglichkeiten. Sie ist nicht starr, sondern responsiv und reagiert auf konkrete Bedürfnisse.

Ein entscheidendes Element einer daran orientierten Entwicklung ist die Einbindung von Selbstvertretungen. Menschen, die von struktureller Diskriminierung betroffen sind, wissen am besten, welche Systeme wirken und welche nicht. Ihre Erfahrungen sind Ressourcen, die nicht nur abgefragt, sondern aktiv in Gestaltungsprozesse einbezogen werden müssen. Kritik darf nicht als Sonderinteresse abgetan werden, sondern muss als Chance für bessere Technikgestaltung verstanden werden.

Vielfalt lässt sich jedoch nicht einfach verordnen. Sie muss ermöglicht, geschützt und gepflegt werden. Dazu gehören Ressourcen für inklusive Beteiligung, Schutzräume für Minderheitenmeinungen, Antidiskriminierungsstrukturen in Entwicklungsteams und eine Kultur, die Differenz anerkennt. Die Berücksichtigung der Pluralität menschlicher Ausdrucksformen ist kein einmal erreichbares Ziel, sondern eine Haltung, die dauerhaft gelebt werden muss.

Wenn Technik Vielfalt als Grundlage ihrer Gestaltung akzeptiert, ist sie nie abgeschlossen. Sie bleibt in Bewegung, lernend und offen für Veränderung. Sie anerkennt, dass Gerechtigkeit kein Zustand, sondern ein Prozess ist. Gestaltung wird nicht als Kontrolle verstanden, sondern als Verantwortung. Vielfalt ist damit nicht nur ein ethisches Ideal, sondern ein praktischer Imperativ für gerechte Systeme in Forschung, Entwicklung und Anwendung.

Inklusion als Haltung für die Veränderung technischer Systeme

5

5.1 Warum Fehlerkultur ein Schlüssel zur Gerechtigkeit ist

Technische Lösungen werden vielfach als Produkte betrachtet, deren Qualität sich an Leistungsfähigkeit oder Innovationsgrad bemisst. Wer jedoch gerechte Systeme gestalten will, muss tiefer ansetzen: Bei der Kultur, in der Technik entsteht, überprüft und weiterentwickelt wird. Ein entscheidendes Element dieser Kultur ist der Umgang mit Fehlern. Fehlerkultur bedeutet nicht, Defizite zu kaschieren, sondern sie bewusst als Lernmomente zu begreifen, als Ausgangspunkte für Korrekturen und als Ausdruck von Verantwortungsbereitschaft. Fehlerkultur bildet eine Grundlage für Gerechtigkeit, insbesondere dort, wo Inklusion und Diskriminierung im Spiel sind.

Fehler in technischen Systemen sind unvermeidbar. Kein Modell, kein Datensatz und kein Anwendungskontext ist frei von Unsicherheiten, Widersprüchen oder unbeabsichtigten Nebenwirkungen. Gerade Systeme Künstlicher Intelligenz, die auf probabilistischen Verfahren beruhen, erzeugen Entscheidungen, die nicht eindeutig richtig oder falsch sind. Sie stützen sich auf Wahrscheinlichkeiten und Mustererkennung, wodurch Fehler als Teil der Systemlogik zu verstehen sind. Wer diese Fehlbarkeit ignoriert oder verleugnet, blockiert die Möglichkeit, systematisch zu lernen und sich weiterzuentwickeln.

Fehlerkultur meint daher die bewusste und institutionalisierte Bereitschaft, Fehler einzugestehen, offenzulegen und daraus Konsequenzen zu ziehen. Sie verfolgt nicht das Ziel, einzelne Verantwortliche zu benennen oder Schuld zuzuweisen. Vielmehr geht es um einen systemischen Umgang mit Unsicherheit, Nichtwissen und Abweichung. Technik, die vorgibt, perfekt zu sein, entzieht sich

A. Lübken und M. Wiemer, *KI-Diskriminierung begegnen*, essentials, https://doi.org/10.1007/978-3-662-72362-3_5

jeder Korrektur. Technik, die ihre Fehlbarkeit kennt, eröffnet Räume für Veränderung und gesellschaftliche Kontrolle.

Gerade im Hinblick auf diskriminierende Wirkungen ist eine solche Fehlerkultur unverzichtbar. Diskriminierung entsteht nicht primär aus technischer Inkompetenz, sondern aus mangelnder Sensibilität für soziale Zusammenhänge. Sie wird dort sichtbar, wo bestimmte Gruppen systematisch übersehen, abgewertet oder falsch repräsentiert werden, sei es durch unausgewogene Trainingsdaten, einseitige Designentscheidungen oder intransparente Optimierungsziele. Diese Formen der Benachteiligung treten häufig erst durch Rückmeldungen Betroffener zutage. Eine gerechte Technikentwicklung muss solche Rückmeldungen nicht nur zulassen, sondern aktiv einfordern und konstruktiv integrieren.

Eine gute Fehlerkultur ist eng mit der Bereitschaft verbunden, Technik als gestaltbare Praxis zu begreifen. Jedes System ist Ausdruck bestimmter Werte, Annahmen und Prioritäten, die unvollständig oder problematisch sein können. Technikgestaltung bedeutet daher auch, bereit zu sein, sich irren zu dürfen. Wer diese Haltung nicht kultiviert, riskiert, Irrtümer zu wiederholen und institutionell zu verfestigen.

Ein inklusiver Umgang mit Fehlern erfordert zudem Perspektivwechsel. Nicht nur Fachpersonen im engeren Sinn, sondern auch Nutzende, Betroffene und systemferne Personen müssen als Wissensquellen ernst genommen werden. Ihre Erfahrungen mit Technik, mit Ausschlüssen oder mit Fehlfunktionen liefern wertvolle Einsichten. Erkenntnis entsteht nicht nur in Modellen und Algorithmen, sondern auch in den vielfältigen Lebensrealitäten der Menschen.

Damit es zu einer konstruktiven Fehlerkultur kommt, braucht es geeignete Formate. Kritik muss möglich sein, ohne Sanktionen auszulösen. Verantwortlichkeiten dürfen nicht zur Abschottung, sondern müssen zur Öffnung führen. Regelmäßige Reviews, interne Reflexionsräume, transparente Meldewege und externe Rückkopplungsschleifen gehören zu den Strukturen, die eine Kultur des Lernens aus Irrtümern unterstützen.

Wichtig ist zugleich die Abgrenzung gegenüber einer funktionalen Vereinnahmung des Begriffs. Eine noch so gut gemeinte Fehlerkultur verliert ihre Wirkung, wenn sie vor allem der Risikominimierung oder der Reputationspflege dient. Eine ernsthafte Auseinandersetzung mit diesem Thema zeigt sich daran, dass Rückmeldungen institutionelle Folgen haben, dass Veränderungen tatsächlich umgesetzt werden und dass grundlegende Annahmen infrage gestellt werden dürfen.

In der *Essentials*-Reihe zur Intelligenten Inklusion zieht sich die Perspektive der Gerechtigkeit wie ein roter Faden durch alle Bände. Fehlerkultur ist das Bindeglied, das diese Perspektive handlungsfähig macht. Sie ermöglicht es, ethische Ansprüche, technische Verfahren und soziale Erfahrungen miteinander zu verbinden, nicht in einem harmonischen Gleichklang, sondern in einem offenen, widersprüchlichen und lernenden Prozess. Darin liegt ihre besondere Kraft: Eine lebendige Fehlerkultur ist eine Ressource für gerechte Technik.

5.2   Gestaltung beginnt mit Verantwortung

Verantwortung bedeutet mehr als die Reaktion auf eingetretene Schäden. Verantwortung in der Technikgestaltung beginnt nicht dort, wo Skandale sichtbar werden, sondern bereits in der Haltung gegenüber dem eigenen Handeln. Gemeint ist die bewusste Entscheidung, technologische Entwicklungen nicht allein am Maßstab des Machbaren auszurichten, sondern sie am Horizont des sozial Verträglichen, moralisch Vertretbaren und gesellschaftlich Gewünschten zu orientieren. Verantwortung zu übernehmen heißt, Gestaltungsmacht bewusst als unverzichtbare Grundlage für Gerechtigkeit einzusetzen.

In der Entwicklung und Anwendung Künstlicher Intelligenz ist Verantwortung ein vielschichtiges Konzept. Sie umfasst technische, soziale, institutionelle und individuelle Ebenen. Wer ein System trainiert, entwirft, verkauft oder einsetzt, hat die Verpflichtung sich nicht nur für dessen unmittelbare Funktion zu interessieren, sondern auch für die mittelbaren Wirkungen. Diese Verantwortung kann nicht an das System delegiert werden. Auch wenn Entscheidungen automatisiert erscheinen, bleiben es Menschen, die Daten auswählen, Parameter festlegen, Modelle trainieren und Grenzen definieren.

Diese Pflicht zeigt sich insbesondere im Umgang mit Unsicherheiten. Digitale Anwendungen suggerieren oft eine Genauigkeit, die in sozialen Zusammenhängen nicht einlösbar ist. Wenn ein System beispielsweise Bewerbungen sortiert oder Diagnosen unterstützt, werden Entscheidungen getroffen, die tief in Lebensverläufe eingreifen. Wer solche Werkzeuge verantwortet, muss sich auch mit den möglichen Nebenwirkungen beschäftigen, etwa mit unbeabsichtigten Ausgrenzungen, mit der Reproduktion bestehender Vorurteile oder mit der Verstärkung gesellschaftlicher Ungleichheiten. Solche Effekte sind Hinweise auf Verantwortungslücken, die geschlossen werden müssen.

Verantwortungsübernahme verlangt Reflexion. Sie fordert dazu auf, den eigenen Handlungsrahmen kritisch zu prüfen und die Perspektive der Betroffenen einzunehmen. Inklusion wird in diesem Zusammenhang zu einem Prüfstein verantwortlicher Gestaltung. Wer inklusiv gestaltet, hat eine Fürsorgepflicht für jene, die im System bislang nicht selbstverständlich berücksichtigt sind. Das erfordert aktives Nachfragen, kritisches Hinterfragen und bewusste Entscheidungen, auch dann, wenn ökonomische Logiken oder technische Konventionen eine andere Richtung nahelegen.

Verantwortung zeigt sich zudem in der Bereitschaft, Entscheidungen zu revidieren. Systeme, die als lernend konzipiert sind, müssen auch von ihren Entwicklungsteams als veränderbar verstanden werden. Rückmeldungen, Fehler oder neue Erkenntnisse dürfen nicht als Bedrohung der eigenen Kompetenz interpretiert werden, sondern als Impuls zur Weiterentwicklung. Verantwortung bedeutet nicht, alles richtig zu machen, sondern alles ernst zu nehmen, auch das, was irritiert oder stört.

Ein besonderer Aspekt pflichtbewusster Technikgestaltung betrifft die Machtverteilung. Wer entscheidet, wer gehört wird, wer betroffen ist, all das sind Fragen, die nicht technischer, sondern politischer Natur sind. Verantwortung heißt, sich diesen Machtverhältnissen zu stellen, sie anzuerkennen und aktiv zu gestalten. Dazu gehört auch, Zuständigkeiten zu teilen: Mit Nutzenden, mit Betroffenen, mit Organisationen und mit der Gesellschaft als Ganzem. Technikgestaltung ist kein exklusiver Expertenraum, sondern ein gesellschaftlicher Aushandlungsprozess.

Verantwortung zeigt sich nicht im isolierten Einzelakt, sondern in der Entwicklung verlässlicher Kulturen. Organisationen, Entwicklungsteams und Entscheidungsstrukturen müssen sie institutionell absichern. In der *Essentials*-Reihe zur Intelligenten Inklusion steht sie für eine Haltung, die Technik nicht als neutrales Werkzeug versteht, sondern als bewusst gestaltetes soziales Handlungsfeld. Gerechtigkeit ist hier nicht das Nebenprodukt technischer Optimierung, sondern das Resultat sozialer Verantwortung. Verantwortung ist nicht der Abschluss der Gestaltung, sondern ihr Anfang. Wer sie übernimmt, entscheidet nicht nur über technische Systeme, sondern über Formen des Zusammenlebens.

5.3   Perspektiven für eine faire, inklusive KI-Entwicklung

Eine gerechte und inklusive Technikgestaltung erfordert mehr als punktuelle Korrekturen. Sie verlangt einen Perspektivwechsel, der über die Vorstellung von Technik als neutralem Instrument hinausgeht. Technik muss verstanden werden als gestaltbarer, politischer und kultureller Prozess. Sie ist nicht nur Mittel zur Lösung bestehender Probleme, sondern Teil der sozialen Wirklichkeit, die sie mit hervorbringt. Wer Technik gestaltet, gestaltet damit immer auch gesellschaftliche Teilhabe.

Die Perspektive einer fairen, inklusiven KI-Entwicklung bedeutet, Diskriminierung nicht nur zu vermeiden, sondern aktiv Bedingungen für Teilhabe zu schaffen. Dazu gehören inklusive Prozesse, vielfältige Datenbestände, gerechte Zielsetzungen, partizipative Prüfverfahren und institutionelle Verantwortung. Eine solche Haltung erfordert, Unsicherheiten auszuhalten, gewohnte Standards zu hinterfragen, neue Perspektiven einzubeziehen und nicht lineare Prozesse zu akzeptieren. Dieser Weg ist anspruchsvoll und unbequem, doch nur so kann Technik gerechter werden.

Die Grundlagen für diese Perspektive sind in den vorangegangenen Kapiteln gelegt worden: Die Analyse struktureller Ausschlüsse, die Sichtbarmachung unsichtbarer Normen, die Kritik an intransparenter Machtverteilung und die Entwicklung von Verfahren zur Prüfung, Beteiligung und Veränderung. Die eigentliche Herausforderung liegt jedoch im Transfer: In der Übersetzung von Analyse in Praxis, von Kritik in Gestaltung und von Haltung in konkrete Handlung. Es braucht Mut, Überzeugungskraft und Ausdauer, um technologische Entwicklungen nicht nur zu begleiten, sondern aktiv zu prägen.

Inklusive Technik ist keine Utopie, sondern ein Gestaltungsauftrag. Sie entsteht nicht automatisch, auch nicht durch wohlmeinende Absichten. Sie erfordert bewusste Entscheidungen, verbindliche Maßstäbe und klare Strukturen. Ebenso notwendig sind institutionelle Verankerung und die Bereitschaft, Macht zu teilen. Besonders wichtig ist die Offenheit, sich von anderen Lebensrealitäten irritieren zu lassen und aus dieser Irritation heraus neue Ansätze zu entwickeln.

Gerechte Technikgestaltung ist stets auch eine Frage der Beziehung. Zwischen Entwicklungsteams und Nutzenden, zwischen Institutionen und Betroffenen, zwischen Technik und Gesellschaft. Empathie, Zuhören, Aushandeln und Revidieren sind dabei zentrale Prinzipien. Technik, die sich an diesen Prinzipien orientiert, wird nicht fehlerfrei sein, aber sie bleibt lernfähig und verlässlich.

Dieses *Essential* ist Teil der Reihe „Inklusion und KI", die Grundlagen, Lebenswelten und strategische Perspektiven einer gerechten Digitalisierung erschließt. Der vorliegende Band zeigt, wie digitale Diskriminierung entsteht, wenn Datenlücken, unsichtbare Normen und Machtverhältnisse unkritisch übernommen werden. Er macht deutlich, dass faire Systeme nicht durch technische Optimierung allein entstehen, sondern durch Vielfalt in den Entwicklungsteams, durch partizipative Prüfverfahren, durch transparente Audits und durch eine Kultur, die Fehler zulässt und Verantwortung teilt.

Im Zusammenspiel mit den weiteren *Essentials* wird sichtbar, dass Inklusion keine Zusatzfunktion digitaler Systeme ist, sondern ein durchgängiger Gestaltungsauftrag. Ethik, Barrierefreiheit, Bildung, Alltag, Technik, Organisation und Politik greifen ineinander und eröffnen gemeinsame Horizonte.

Wer Diskriminierung in der Digitalisierung überwinden will, muss bereit sein, Strukturen zu verändern, Teilhabe als Maßstab zu setzen und Gerechtigkeit als Ausgangspunkt aller Entwicklung zu begreifen. So entsteht ein Rahmen, in dem Technik nicht nur funktioniert, sondern Vertrauen schafft und Gesellschaft verbindet.

Was Sie aus diesem *essential* mitnehmen können

- Diskriminierende Wirkungen von KI-Systemen sind nicht zufällig, sondern Ausdruck struktureller Muster in Daten, Modellen und Entwicklungskulturen. Wer diese Muster erkennt, kann Ausschlüsse gezielt vermeiden.
- Fairnessmetriken, Audits und erklärbare Systeme können gerechte Technikgestaltung unterstützen, doch ohne Haltung, Vielfalt und Partizipation entfalten sie keine Wirkung.
- Machtverhältnisse, Normvorstellungen und Standardannahmen prägen jedes technische System. Sie müssen bereits im Entwicklungsprozess sichtbar gemacht und kritisch hinterfragt werden.
- Eine gelebte Fehlerkultur und die Übernahme von Verantwortung bilden die Grundlage für lernfähige, gerechte KI. Rückmeldungen sind dabei kein Risiko, sondern Voraussetzung für Verbesserung.
- Inklusive KI entsteht dann, wenn Teilhabe, Gerechtigkeit und soziale Vielfalt von Anfang an einbezogen werden, nicht als Zusatz, sondern als konstitutiver Bestandteil technischer Gestaltung.

Glossar

Dieses Glossar bietet Erläuterungen zu einigen zentralen Begriffen, die für das Verständnis der Inhalte dieses Essentials und der Reihe „Intelligente Inklusion" hilfreich sind. Die Begriffe wurden so ausgewählt und erklärt, dass sie auch für Lesende ohne technisches Vorwissen verständlich sind.

Adaptive Systeme sind technische Lösungen, die sich an die individuellen Bedürfnisse, Fähigkeiten und Nutzungskontexte der Menschen anpassen. Sie verändern zum Beispiel die Darstellung von Inhalten, die Steuerung von Geräten oder die Form der Rückmeldungen. Ziel ist es, den Zugang zu digitalen Angeboten zu erleichtern und Barrieren abzubauen.

Algorithmus Ein Algorithmus ist eine festgelegte Abfolge von Rechen- oder Entscheidungsschritten, mit denen ein KI-System Daten verarbeitet und Aufgaben löst. Algorithmen bilden die Grundlage für maschinelles Lernen und andere Verfahren, mit denen KI arbeitet.

Auditing bezeichnet die systematische Prüfung technischer Systeme im Hinblick auf ihre Wirkung, Risiken und Gerechtigkeit. In der KI-Entwicklung geht es dabei vor allem um die Frage, ob und wie bestimmte Gruppen benachteiligt oder ausgeschlossen werden.

Bias bezeichnet eine Verzerrung in Daten, Algorithmen oder Entscheidungen, die dazu führen kann, dass bestimmte Gruppen benachteiligt oder unsichtbar gemacht werden. Bias kann unbeabsichtigt entstehen, etwa wenn Trainingsdaten nicht die Vielfalt der Realität abbilden.

A. Lübken und M. Wiemer, *KI-Diskriminierung begegnen*, Springer essentials, https://doi.org/10.1007/978-3-662-72362-3

Co-Design bezeichnet die gemeinsame Entwicklung von technischen Lösungen durch Fachpersonen und Nutzende. Es betont die gleichberechtigte Mitgestaltung durch Menschen mit unterschiedlichen Perspektiven und Erfahrungen, um Barrieren zu vermeiden und Teilhabe zu ermöglichen.

Digitale Diskriminierung meint Benachteiligung, Ausschluss oder Verzerrung durch technische Systeme wie KI-Anwendungen. Sie kann in der Auswahl von Daten, der Struktur von Algorithmen oder in nicht hinterfragten Standards entstehen und bestimmte Personengruppen systematisch benachteiligen.

Digitale Teilhabe meint die Möglichkeit, gleichberechtigt Zugang zu digitalen Informationen, Diensten und Anwendungen zu haben und diese aktiv nutzen und mitgestalten zu können.

Explainable AI (erklärbare KI) beschreibt KI-Systeme, deren Funktionsweise und Entscheidungen für Menschen nachvollziehbar sind. Sie erleichtert es, Vertrauen aufzubauen, Entscheidungen zu überprüfen und ungewollte Benachteiligungen zu vermeiden.

Fairnessmetriken sind rechnerische Methoden zur Bewertung von Gleichbehandlung in KI-Systemen. Sie helfen dabei zu prüfen, ob ein System bestimmte Gruppen systematisch bevorzugt oder benachteiligt.

Feedbackmechanismus Ein Feedbackmechanismus ist eine strukturierte Möglichkeit für Nutzende, Rückmeldungen zu digitalen Systemen zu geben. Er dient dazu, Fehler, Ausschlüsse oder Verbesserungspotenziale frühzeitig zu erkennen und in die Weiterentwicklung einfließen zu lassen.

Fehlerkultur beschreibt den offenen, lernbereiten und nicht sanktionierenden Umgang mit Fehlern. In der Technikentwicklung ist sie eine Voraussetzung dafür, aus Rückmeldungen zu lernen und Systeme gerechter zu gestalten.

Inklusion beschreibt das Ziel, allen Menschen unabhängig von individuellen Eigenschaften oder Einschränkungen eine gleichberechtigte Teilhabe an allen gesellschaftlichen Bereichen zu ermöglichen.

Intelligente Inklusion verbindet den klugen Einsatz technischer Systeme mit einem verantwortungsbewussten Umgang mit Vielfalt, Teilhabe und Barrierefreiheit. Sie bedeutet, Barrierefreiheit von Beginn an mitzudenken und Technik als Mittel zur Förderung von Teilhabe zu verstehen.

Künstliche Intelligenz (KI) ist ein Sammelbegriff für digitale Systeme, die Aufgaben übernehmen, die bisher menschliche Intelligenz erforderten. Dazu gehören Lernen, Entscheiden, Erkennen von Mustern oder Lösen von Problemen.

Machtverhältnisse beschreiben die ungleiche Verteilung von Einfluss, Ressourcen und Sichtbarkeit in der Entwicklung und Anwendung technischer Systeme. Sie bestimmen mit, wer über Daten, Ziele und Standards entscheidet und wer nicht einbezogen wird.

Monitoring bezeichnet die systematische Beobachtung und Überprüfung von technischen Entwicklungen, Prozessen oder Maßnahmen. Im Kontext intelligenter Inklusion dient Monitoring dazu, Fortschritte und Herausforderungen sichtbar zu machen, die Wirkung digitaler Systeme auf Teilhabe und Barrierefreiheit zu erfassen und den Bedarf für Anpassungen oder Weiterentwicklungen abzuleiten.

Normnutzerin / Normnutzer Normnutzerin oder Normnutzer bezeichnet das angenommene Standardbild einer Person, an dem sich viele digitale Angebote und Systeme orientieren. Dieses Bild berücksichtigt oft nicht die Vielfalt menschlicher Lebenslagen und führt dazu, dass bestimmte Gruppen übersehen werden.

Partizipation bezeichnet die aktive Mitwirkung von Menschen an Entscheidungs- und Gestaltungsprozessen. In der Technikgestaltung bedeutet das, dass Betroffene ihre Erfahrungen und Perspektiven einbringen und den Entwicklungsprozess mitgestalten.

Reflexion bedeutet das bewusste Nachdenken über Werte, Ziele, Prozesse und Wirkungen technischer Systeme. Sie ist ein Bestandteil intelligenter Inklusion und hilft, die sozialen Auswirkungen von Technikgestaltung zu prüfen, Verantwortung zu übernehmen und Entwicklungen kontinuierlich anzupassen.

Repräsentativität bezeichnet das Maß, in dem Daten oder technische Systeme die Vielfalt der Gesellschaft abbilden. Fehlt diese Repräsentation, können systematische Ausschlüsse oder Verzerrungen entstehen.

Screenreader Ein Screenreader ist ein Hilfsmittel, das digitale Inhalte in Sprache oder Brailleschrift übersetzt. Er ermöglicht es blinden oder sehbehinderten Menschen, digitale Angebote selbstständig zu nutzen.

Selbstbestimmung bedeutet, das eigene Leben und die Nutzung von Technologien nach eigenen Vorstellungen und Bedürfnissen gestalten zu können. Sie ist eine Grundlage für Teilhabe.

Standardannahmen sind unausgesprochene Erwartungen, die technische Systeme über Nutzende und Nutzungssituationen treffen. Werden sie nicht hinterfragt, können sie zu strukturellen Ausschlüssen führen.

Teilhabe bezeichnet die Möglichkeit, in vollem Umfang an allen Bereichen des gesellschaftlichen Lebens mitzuwirken und diese mitzugestalten. Sie umfasst den Zugang zu Bildung, Arbeit, Kultur und politischen Prozessen.

Transparenz bedeutet, dass Abläufe und Entscheidungen in technischen Systemen nachvollziehbar sind. Sie ist wichtig, um Vertrauen zu schaffen und Menschen die Kontrolle über digitale Angebote zu ermöglichen.

Universelles Design ist ein Gestaltungsprinzip, das darauf abzielt, Produkte, Dienstleistungen und Umgebungen so zu entwickeln, dass sie von möglichst vielen Menschen ohne zusätzliche Anpassungen genutzt werden können. Es berücksichtigt unterschiedliche Fähigkeiten und Bedürfnisse von Anfang an.

Verantwortung bezeichnet die Bereitschaft und Verpflichtung, für die Gestaltung, Wirkung und Folgen technischer Systeme einzustehen. In der Entwicklung von KI bedeutet das, bewusste Entscheidungen zu treffen, Risiken zu erkennen und soziale Folgen mitzudenken.

Weiterführende Literatur

Ahrens P et al (2015) Inklusion – Wege in die Teilhabegesellschaft. Heinrich-Böll-Stiftung. Campus Verlag, Frankfurt am Main

Bender E, Gebru T, McMillan-Major A, Shmitchell A (2021) On the Dangers of Stochastic Parrots: can language models be too big? In: Proceedings of FAccT 2021. https://doi.org/10.1145/3442188.3445922. Zugegriffen: 15. Aug 2025

Boger MA (2019) Theorien der Inklusion – die Theorie der trilemmatischen Inklusion zum Mitdenken. edition assemblage, Münster

Birhane A (2021) Algorithmic injustice: a relational ethics approach. Patterns 2(2):100196. https://doi.org/10.1016/j.patter.2021.100205. Zugegriffen: 15. Aug 2025

Buolamwini J, Gebru T (2018) Gender Shades: intersectional Accuracy Disparities in Commercial Gender Classification. Proceedings of Machine Learning Research 81: 77–91. https://proceedings.mlr.press/v81/buolamwini18a/buolamwini18a.pdf. Zugegriffen: 15. Aug 2025

Cath C, Wachter S, Mittelstadt B et al (2018) Artificial Intelligence and the ‚Good Society‘: the US, EU, and UK approach. Springer Nature. Sci Eng Ethics 24: 505–528 (2018). https://doi.org/10.1007/s11948-017-9901-7. Zugegriffen am 15.08.2025

D'Ignazio C, Klein LF (2020) Data Feminism. MIT Press, Cambridge

Deutsches Institut für Menschenrechte (2019) Wer Inklusion will, sucht Wege – Zehn Jahre UN-BRK in Deutschland. Monitoring-Stelle UN-BRK, Berlin

Felder F (2022) Die Ethik inklusiver Bildung – Anmerkungen zu einem zentralen bildungswissenschaftlichen Begriff. Springer, Berlin

Floridi L (2019) The Logic of Information: a Theory of Philosophy as Conceptual Design. Oxford University Press, Oxford

Gäumann O (2018) Inklusion – eine unerfüllbare Vision? Verlag Barbara Budrich, Opladen, Eine kritische Bestandsaufnahme

Gössl MJ, Reischl C (2021) Digitalisierung und Inklusion – Eine Chance für mehr Diversität in neuen Arbeitswelten. Tectum Wissenschaftsverlag, Baden-Baden

Hansen H, Hessel S (2023) Digitale Transformation und Inklusion. Springer VS, Wiesbaden

Hedderich I, Kullmann H, Lütje-KloseB, Urban M (2022) Handbuch Inklusion und Sonderpädagogik. Klinkhardt UTB, Bad Heilbrunn

IKK classic (2024) Gesundheit in Zahlen Nr. 7. Brand eins, Hamburg

Kuhlmann C, Mogge-Grotjahn H, Balz HJ (2018) Soziale Inklusion – Theorien, Methoden, Kontroversen. Kohlhammer, Stuttgart

Ladau E (2021) Demystifying Disability: What to Know, What to Say, and How to Be an Ally. Ten Speed Press, Emeryville, CA

Lenzen M (2024) Künstliche Intelligenz: Fakten, Chancen, Risiken. Beck'sche Reihe. C.H. Beck, München

Lübken A, Wiemer M (2025a) Gesundheit trifft Technologie: Einsatz von künstlicher Intelligenz in der Physiotherapie. Springer, Berlin

Lübken A, Wiemer M (2025) Künstliche Intelligenz in der Physiotherapie: Methoden, Anwendungen und Praxisbeispiele. Springer, Berlin

Mittelstadt BD, Allo P, Taddeo M, Wachter S, Floridi L (2016) The ethics of algorithms: Mapping the debate. Big Data Soc 3(2):1–21. https://doi.org/10.1177/2053951716679679. Zugegriffen: 15. Aug 2025

Obermeyer Z et al (2019) Dissecting racial bias in an algorithm used to manage the health of populations. Science 366(6464):447–453. https://doi.org/10.1126/science.aax2342. Zugegriffen: 15. Aug 2025

O'Neil C (2016) Weapons of Math Destruction – How Big Data Increases Inequality and Threatens Democracy. Penguin, München

Pfeiffer S, Nicklich M, Henke M et al (2024) Digitalisierung der Arbeitswelten – Zur Erfassbarkeit einer systemischen Transformation. Springer VS, Wiesbaden. https://doi.org/10.1007/978-3-658-44458-7. Zugegriffen: 15. Aug 2025

Pühl K, Zirfas J (2021) Kritische Diversitätsforschung. Springer VS, Wiesbaden

Raji ID, Buolamwini J (2019) Actionable Auditing: Investigating the Impact of Publicly Naming Biased Performance Results of Commercial AI Products. In: AIES '19: Proceedings of the 2019 AAAI/ACM Conference on AI, Ethics, and Society. https://doi.org/10.1145/3306618.3314244. Zugegriffen: 15. Aug 2025

Reisdorf BC, Zillien N (2024) Digitale Ungleichheit in der Inklusion. Springer VS, Wiesbaden. https://doi.org/10.1007/978-3-658-08460-8_111-1. Zugegriffen: 15. Aug 2025

Schäfers B (2020) Gegenwart und Zukunft sozialer Ungleichheit. Springer VS, Wiesbaden

Schäfers M, Welti F (2015) Barrierefreiheit – Zugänglichkeit – Universelles Design. Herausforderung Inklusion: Theoriebildung und Praxis. Verlag Julius Klinkhardt

Schnell I (2015) Herausforderung Inklusion – Theoriebildung und Praxis. Klinkhardt, Bad Heilbrunn

Schuelka MJ, Artiles AA (2019) The SAGE Handbook of Inclusion and Diversity in Education. SAGE Publications, Thousand Oaks/CA

Shneiderman B (2022) Human-Centered AI. Oxford University Press, Oxford

Strümke I (2024) Künstliche Intelligenz: Wie sie funktioniert und was sie für uns bedeutet. Fischer Verlag, Frankfurt a. M.

Suleyman M (2024) The Coming Wave: Künstliche Intelligenz, Macht und das größte Dilemma des 21. Jahrhunderts. München: C.H. Beck, München

Tulshyan R (2022) Inclusion on Purpose – An Intersectional Approach to Creating a Culture of Belonging at Work. MIT Press, Cambride/MA

Wolf T, Saalfrank T (2013) Inklusion. UTB, Stuttgart

Zweig KA (2019) Ein Algorithmus hat kein Taktgefühl. Wo künstliche Intelligenz sich irrt – und warum das so gefährlich ist. Heyne, München